JN089555

FIGHT AGAINST CORONAVIRUS
TOGETHER

手を携えて
新型肺炎と闘う

人民日報 国際部
日中交流研究所 編著

日本僑報社

はじめに

　新型コロナウイルス（COVID-19）による肺炎が世界的に猛威を振るっています。2020年3月12日時点で感染者は累計12万人を超え、被害の拡大が続いています。

　中国の武漢などで新型コロナウイルスが発生してから、日本の政府、自治体、民間などからマスクや手袋、医療用防護服といった支援物資が中国に続々と送られており、ネット上では感謝の声が広がっています。民間のみならず、中国外交部の華春瑩報道官は2月4日、「日本各界の温かい支援に感謝の意を表したい。感染は一時的なものだが、友情は永遠だ」などとする公式コメントを発表しました。

　今は日本国内も厳しい状況に面しています。中国と日本は一衣帯水の隣人同士であり、お互いに見守り助け合う運命共同体です。中国は日本に支援し、共に病魔と闘っていくことを決意しています。中国政府や企業および個人が積極的に行動し、日本への募金や支援物資の提供を通して日本にエネルギーを注ぎました。

中国最大の新聞である「人民日報」の国際部は、この間、新型肺炎に関する国内外の動向を丹念に、かつタイムリーに取材し、報道してきました。中国がどのようにこの疫病と闘ったのか、いかに中国は日本を含め国際社会と手を携えて新型肺炎と闘うのか、世界保健機関（WHO）が中国の新型肺炎対策をどのように評価したか……

　その一つひとつの事実を克明に記録するため、人民日報国際部と日中交流研究所は共同で本書を緊急編集し、出版する運びとなりました。

　本書を出版することにより、中国に対しご支援いただいた日本の皆様に感謝の気持ちを表すとともに、中日相互理解の促進、さらには「国際社会がともに手を携え、立ち向かった」今回の試練に関する情報と経験をいち早く、多くの読者と共有できればと願っております。

　末筆ながら、世界に広がる新型肺炎の一刻も早い終息を心よりお祈り申し上げます。

2020年3月吉日
人民日報国際部
日中交流研究所

目　次

互いに見守り助け合う隣人の道

I 中国国内

Ⅱ　中国と世界

Ⅲ　中国と日本

互いに見守り
助け合う隣人の道

中華人民共和国駐日本国特命全権大使 孔鉉佑

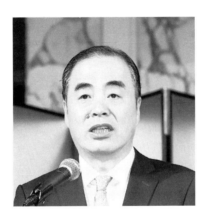

新型コロナウイルス肺炎の感染に打ち勝つ予防・抑制・阻止の戦いの中で、日本を含む世界の多くの国々の民衆が中国人民と同じ側に立っています。最近、日本からの寄贈物資に関する1枚の写真がSNS上に繰り返し掲載されました。なぜなら、これらの物資の包装箱には「山川異域、風月同天」の八文字が書かれていたのです。中日両国はどちらも漢字文化圏にあり、日本の民衆はこのわずか数文字の言葉でひときわの思いやりと感動の気持ちを伝えました。

　この漢字八文字の背後には、1300年近く前の中日友好往来の歴史的美談が秘められています。両国に広く名の知られた鑑真和上は当時、まさにこうした言葉に心を突き動かされて、仏法を伝えるため日本への東渡を決意したのです。日本に来るまでに六度の渡航を試みました。社会と時代が移り変わり、こんにち、日本の民衆の善い行いはこの八文字に新たな意味を与えました。一衣帯水の中国と日本は人的往来が活発で、利益が深く融合すると同時に、自然災害や重大な感染症などの様々なリスクに立ち向かう面で苦楽を共にしています。中日両国が共に経験してきたこれらの災難と感染は一面の鏡のように、両国人民が長期にわたり互いに見守り助け合ってきた隣人の道を映し出しています。

中国人民は、2008年に四川省汶川で大地震が発生した後、日本の各界から次々と援助の手が差し伸べられ、日本の救援チームと医療チームが被災地で瀕死の重傷者を救い負傷者の世話をしたことをいまなお記憶しています。日本の友人もまた、2011年の東日本大震災発生の後、中国の政府、民間各界および在日華僑・華人、在日中国系企業や留学生が次々と行動を起こし、日本の災害救助のために金品を寄付し、見舞い、支援してくれたことを常々口にしています。いま、わがことのように喜び、苦難を共にするそうした友情が新型コロナウイルスによる感染との戦いの中で再び現れています。

　日本の二階俊博自民党幹事長、斉藤鉄夫公明党幹事長、茂木敏充外相、菅義偉内閣官房長官らの党・政府要人はそれぞれ異なる場で、中国の政府と人民が習近平主席の指導のもと、感染の予防抑制のために力強い措置を講じたことに敬意を示し、中国で感染が発生したのは自分の親戚や隣人が病気になったのと同じことだとし、日本側は中国側に全方位の支援と援助を提供する用意があるとの考えを表明しています。

　日本政府はマスク、防護服、ゴーグルなど感染地域で不足している物資装備品を緊急調達し、チャーター機で武漢に輸送しました。東京、大分、熊本などの地方自治

体は非常用備蓄を惜しげもなく取り崩し、直ちに中国側に対し緊急物資を送りました。日本の企業は次々と気前よく義援金を出し、友好団体や一般市民は思いやりの気持ちを示し、感染と戦う中国の人々に貴重な支援と無私の援助を提供しています。先日、日本の14歳の少女が初春の寒風の中、赤いチャイナドレスに身を包み、感染と戦う中国のために義援金を募っていました。その姿は改めて私たちの心を温かくしました。

現在、日本も新型肺炎の感染者が増えています。自身も新型肺炎の予防抑制の圧力に直面する状況のもと、日本は人道的見地から中国に対し「雪中に炭を送った」（他人の困窮を救うの意）のです。日本の政府高官と幾つかの学校はまた、中国・武漢のことについて悪意をもって語らないよう国民と学生に注意喚起しています。国境を越えたこうした友情は得難く貴いものであり、中国の民衆も心の底から感謝しています。

各国はみな一つの世界の中にあり、公衆衛生上の緊急事態を前にその運命は緊密に結びついており、独断専行できる国などありません。現在、感染の予防抑制は正念場に差し掛かり、中国の政府と人民は全力で感染と戦っています。私たちは感染に打ち勝つ自信と能力を完全に備えており、その勝算もあります。中日双方はそれぞれ

の強みを生かし、情報、政策、技術面の交流を引き続き強化し、新型肺炎対策について協力を行い、手を携えて感染を予防抑制し、両国と世界の衛生上の安全を守ることができ、これこそ新時代における中日関係のしかるべき姿と言えるでしょう。

　新型コロナウイルス肺炎との戦いはまだ続いています。手を携えて感染と戦う過程の中で、双方のポジティブなインタラクション（相互作用）が中日関係の一層の改善と発展を後押しする新たな原動力となり、両国人民の友好的感情を増進する新たな絆となることを心から望んでおり、また、両国がこれを機に手を携えて前に進み、両国並びに世界の人々の健康と幸福を図るため共に努力することを期待しております。

I
中国国内

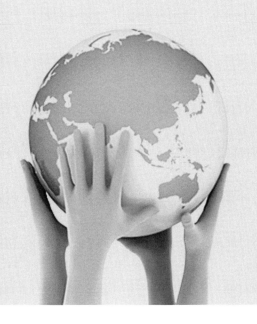

中国政府は自信を強く持ち、新型肺炎との闘いに勝つ

中国では新型コロナウイルス感染による肺炎の予防・抑制が強力に推し進められているが、情勢は依然として複雑で厳しく、感染の予防と抑制が依然として目下の最重要任務となっている。感染状況を前にして、中共中央は全局を見通し、各方面と調整し、各級党委員会・政府は断固として徹底・実行にあたり、多くの党員幹部や医療従事者は第一線で奮闘し、社会各界からは続々と寄付金や物資が寄せられている。中国全土が上から下まで力を結集し、今回の感染阻止の闘いに力強い自信を注ぎ込んでいる。

　今回の新型コロナウイルス感染が発生して以来、習近平国家主席はこの件を極めて重視し、速やかに重要な指示を出し、「人々の命と安全、健康を最重要事項とする」ことを強調し、「全面的に共同予防・対策措置を実行、集団による予防・対策というシームレスな防御ラインを築く」よう要求、「感染関連情報を迅速に発表し、国際協力を深めるべき」と指摘した。その一連の重要談話や重要指示は、全面的な動員、全面的な配置、全面的な予防・抑制強化の方向性を指し示し、よりどころとなった。

　一カ所が困難に直面すれば、各地から支援が寄せられる。現在、中国の31省（直轄市、自治区）で公共衛生に関する重大な突発事態に対する一級対応体制がスター

トし、コミュニティーの予防・抑制措置を策定・実行し、「ネットワーク化」された「ローラー式」管理を実行している。また、各地の医療チームと医療従事者は道義心に基づいて武漢の支援に駆け付けている。基層ガバナンスの末端では、集団での予防と処置の力が十分に引き出され、予防・抑制知識を広め、集まりに参加しないよう指導している。社会主義制度が力を集中させて大事を成し、動員できるすべての資源を動員して感染予防・抑制を展開していることは、今回の感染阻止の闘いにおける制度的な優位性と言えるだろう。まさに世界保健機関（WHO）のテドロス事務局長が、「中国の行動の迅速さと規模の大きさは世界に例を見ない」、「中国が講じた多くの予防・抑制措置は突発的事態対応時の関連要求をはるかに超え、各国の防疫にとって新たな模範となった」と評価した通りだ。

　感染の予防・抑制は系統的なプロジェクトだ。中国は中国全土が一丸となることを堅持し、予防・抑制において機先を制するべく努力している。中国全土が一丸となっていることは、まず中共中央が統一的に指揮を執り、各地・各部門がしっかりと徹底して実行していることに体現されている。旧正月の元旦にあたる1月25日、中共中央は新型コロナウイルス感染による肺炎対策指導グル

ープを立ち上げ、統一的な配置や各方面との調整を行っている。各省（直轄市、自治区）で党委員会・政府の主要責任者が指揮を執る指導体制と多部門が連携した共同予防・抑制メカニズムが構築されている。また、中国全土が一丸となっていることは、各方面がそれぞれの優位性で相互補完していることにも体現されている。国家科学研究難関攻略専門家グループがただちに組織され、重症者の治療やワクチンの研究開発などの分野における科学研究に力を注いでいる。また、医療保険・財政部門も支援政策を実行し、費用の問題により患者が治療面で影響を受けないようにしている。さらに、交通運輸部門では管理を強化し、伝染ルートを遮断し、乗客の乗車券払い戻しを行った。感染状況に対して、各地・各部門は命令をしっかりと実行し、禁じられたことは行わず、協調的に連携し、足並みを揃え、力を合わせて共同で予防・抑制に当たっている。

　これは新型コロナウイルス感染による肺炎を阻止する闘いであり、莫大な数の人命と安全、健康にかかわる防衛戦でもある。この必ず打ち勝たなければならない闘いを前にして、社会各界や各業界は続々と行動を起こしている。志願書をしたためて湖北の支援を志願した白衣の天使たちから、昼夜を問わず予防・抑制の第一線に立ち

続けている基層党員幹部、残業や休日出勤をして医療物資の生産に当たっている工場労働者、そして外出を控え、望ましい衛生習慣を続けている一般市民に至るまで、現在の感染状況を前にして一人一人が注いだ力の一滴一滴はやがて川や海となり、極めて大きなエネルギーを放っている。皆が心を一つにして力を合わせれば、ウイルスを防ぎ、感染を食い止める「鉄の長城」を築くことができ、共に我々の健康と郷里を守ることができるだろう。

　人々が心を一つにすれば、越えられない山はなく、手を携えて協力し合えば、乗り越えられない苦境はない。今日、我々はより先進的な医療技術を手にし、より成熟した緊急時の対応メカニズムを構築し、より豊富な予防・抑制経験を積んでおり、新型コロナウイルス感染を阻止する闘いに打ち勝つ自信と能力を備えている。

理性でパニックに打ち勝つ

「現在は恐れではなく事実、デマではなく科学、辱めではなく団結が必要な時だ」。世界保健機関（WHO）のテドロス事務局長は先日、世界にこう力強く呼びかけた。WHOの権威ある専門的提言を尊重し、WHOの提言と一致する措置を講じ、正常な人的往来と各分野の実務協力に影響が生じないようにすることが、新型肺炎に対する各国の基本的姿勢であるべきなのは明らかだ。

　新型肺炎の深刻さの程度を客観的で公正かつ冷静で理性的に評価し、今回の新型肺炎は致死率が低いうえ、治癒した人の数が死者数をすでに上回り始めているという現実を人々に客観的に知らせて、パニックのもたらす二次的試練を防止することができるか否かが、知恵と理性と人間性を試す指標となっている。もし全ての国々がこうした指標に合格できたなら、現在の困難の克服はずっと容易になるだろうと推察される。だが、特定の国は「不必要な措置を講じて国際渡航・貿易に干渉する理由はない」とのWHOの提言に背き、過剰な反応をし、行き過ぎた対策を講じて、正常な国際渡航に障害を設けている。こうした「誇張的」政策の引き起こすパニック反応が、すでに一部地域で悪意、悪口、悪行の横行を助長していることに警戒すべきだ。例えば西側の一部メディアが新型肺炎の問題を自らの目的に利用し、国際保健規

則（IHR）の原則を無視して、ウイルスを「メイド・イン・チャイナ」「イエロー・ウォーニング」と口汚く呼んでいるのは中国人さらにはアジア人への露骨なレッテル貼りだし、西側の一部の国々ではアジア系を狙った暴力事件が発生してすらいる。人種差別を煽るこうした言動は、全世界が団結・協力して新型肺炎と戦ううえで助けにならぬだけなく、客観的にパニックを作り出し、拡散させる。

　もちろん、国際社会の世論の主流はやはり正義と正しい道理の側についている。一分一秒を争い、人々の志で城を成して新型肺炎を迎え撃つ中国国民の行動と成果は世界を深く感動させ、国際的に生じた過激ないかなる対中差別的言動も正義のパワーの断固たる糾弾に遭っている。各国の多くの識者が立ち上がり、差別的言動を「愚かだ」「容認できない」と正面切って非難し、SNS上では「＃私はウイルスじゃない」（#JeNeSuisPasUnVirus）というハッシュタグが現れ、「新型肺炎が排外ムードを生じさせる口実となってはならない。危機が人間性を消し去ることがあってはならない」との声が上がっている。ドイツ、カナダ、フィリピンなど各国の政界要人も差別を阻止し、中国敵視を止めるべきだと呼びかけている。ノーベル化学賞を受賞したウイルス学者のマイケル・レ

ヴィット氏は「西側メディアが疾病を中国国外で大流行させない方法を自己中心的に報道する一方で、励まし、声援を送ったことがないことに、その狭隘さと哀れさを深く感じる」と鋭く指摘した。

　人類とウイルスの感染拡大との戦いの歴史を振り返ると、特に経済のグローバル化が深く進行した今日において、新型インフルエンザ（A/H1N1）、中東呼吸器症候群（MERS）、エボラ出血熱、ジカ熱などの流行から得た経験と教訓は、公衆衛生上の事態による影響は国境を遥かに越え、「我々は皆その渦中にあるのであり、一致団結して阻止するしかない」ということを世界の人々に常に告げている。国連のグテーレス事務総長が指摘したように、新型肺炎の厳しい試練を前に、国際社会は強い団結意識を持つべきなのだ。

　新型肺炎との戦いにおいて、中国は世界に団結と協力の精神を示し、すでに国際社会の広範な尊重と支持を勝ち取っている。中国は迅速に新型肺炎の発生を確認し、ウイルスを分離し、ゲノムシークエンシングを行い、これを世界と共有し、IHRの要求を遥かに上回る感染拡大防止・抑制措置を多く講じてきた。これらの強力な措置は「感染症流行対策の新たな基準を設けた」と称賛されている。

感染症には情がないが、人には情がある。理性によってパニックに打ち勝ち、同情・理解・支持によって過激・狭隘・焦慮に打ち勝ち、団結・協力して国際的な公衆衛生上の試練に対処する大局を守ろう。これこそが新型肺炎との戦いにおける必勝の道だ。

武漢で新型肺炎と闘う
人々とその最新の記録

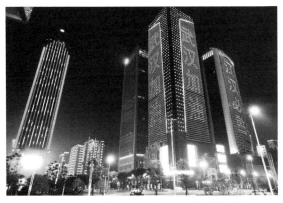

2020年1月31日夜、新型コロナウイルスと闘う武漢を励ますために、武漢市内のランドマーク的建築物の外壁に映し出された「武漢加油（武漢頑張れ）」などの文字。

旧暦12月29日にあたる1月23日午前2時、武漢市新型コロナウイルス感染による肺炎予防・抑制指揮部は第1号通告を発表し、「1月23日10時から、全市の路線バス、地下鉄、フェリー、長距離バスの運行を一時的に停止する。特別な理由がない限り、市民は武漢を離れてはならない。空港や鉄道駅から武漢を離れるルートを一時閉鎖する」ことを通知した。人民日報が各社の報道をまとめて伝えた。

　これまで「九省をつなぐ交通の要衝」であった武漢。しかし現在、その普段の賑やかさは失われている。武漢にとどまっている900万人以上の人々の日常生活には、いつもと変わった点もあれば、変わらない点もある。

　華中科技大学同済病院中医薬科のある新任看護師は、通告が出された日の夜、「看護師長、私は旧暦1月5日に挙げるはずだった結婚式を取りやめにし、春節（旧正月、今年は1月25日）期間は武漢にとどまれるので、私を発熱外来に回してほしい」と所属部署のグループチャットで志願した。

　ザーッ、ザーッ。1月23日、夜明け前の珞桂路はひっそりと静まり返っていたが、オレンジ色の作業服を着た痩せた背の低い作業員は箒を掃く手に力を込めていた。「感染が起こった今は、なおさら清掃作業をやめるわけ

にはいかない」と語る清掃作業員の李蘭萍さんは、早朝4時には起床し、地面を掃き、ゴミ箱を片づけ、朝8時まで忙しく働く。李さんは、「すっかりきれいに掃除してこそ、みんなが病気にならずにすむからね！」と話す。

旧暦の大晦日にあたる1月24日も、当直の交通警察官である劉五橋さんは持ち場についていた。劉さんが勤務する武昌駅は武漢の「南の玄関口」であり、華中地区最大の旅客集散地の一つでもある。がらんとした駅と道路は、劉さんにとって見慣れない光景だ。「でもこのような時に人の移動を減らすことは、武漢にとって最大の貢献になる。人がいてもいなくても、私たちはしっかり持ち場で職務を果たす」と劉さんは言う。劉さんはさらに、「交通警察の前を通過する通行人に対して、私も同僚もその体温を測定し、武漢を守る責任をしっかりと果たしていきたい」と語った。

1月24日午前10時、路上はひっそりとしていたが、武昌区張之洞路のオフライン生鮮スーパー・盒馬鮮生には、多くの市民が買い物に来ていた。商品棚の前で野菜や果物を選んでいた近所に住む邱軍正さんは、「今日は家で年夜飯（旧暦大晦日の夜に家族と一緒に食べる御馳走）を食べるので、野菜を買いに来た。価格は普段とそれほど変わらず、種類も豊富で、量も十分にある」と話す。

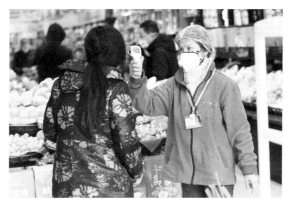

2020年1月31日、漢口のあるスーパーで、新型コロナウイルス
感染による肺炎の拡大を予防するため、来店した買い物客の体温検
査を行うスタッフ。この日スーパーには、野菜や果物などを買いに
多くの市民が来店していた。

　盒馬鮮生の責任者は、「今は武漢への供給が最優先。
野菜や肉、卵、牛乳などの商品供給の安定を全力で図っ
ている。どの店舗も顧客に無料で使い捨てマスクを配り、
手指消毒液を置いている」とした。この責任者の説明で
は、各方面で供給を保証し、宣伝・案内をしたおかげで、
商品供給は正常な状態を取り戻しているという。
　1月24日、1台の高速鉄道がほかの人の流れとは「逆
行」して武漢に到着した。この高速鉄道に乗っていた
「逆行者」は上海から武漢に駆け付けた医師チームの第
1陣。最初に出発した上海医療チームには、医療スタッ
フ135人が含まれていた。現時点までに、29省（自治区、

直轄市）と軍隊からすでに68の医療チーム、8310人以上の医療従事者が湖北省に到着した。各方面から呼吸科や感染科、重症医学科の専門家と優秀な看護チームが派遣されている。

1月26日午前0時から、許可を受けた供給保証用輸送車、無償交通車、公用車を除き、武漢市の中心部で自動車の通行禁止管理が実施された。

市民の外出が不便になるといった問題を解決するため、武漢全市は6千台のタクシーを緊急で集り、市中心部のコミュニティごとに3～5台を配置し、コミュニティの住民委員会が取りまとめて配車管理を行う形で、1月25日正午から、管轄区域内住民が外出する際に無償でサービスを提供し始めた。これらの車両で主に医療従事者の通勤サービスや生活サービスを提供し、発熱患者の病院受診時の送迎を行うと同時に、生活に不便が生じている住民の自宅に食事や野菜、薬品を配達するといったサービスも提供している。

新型コロナウイルス感染による肺炎の状況に対応するうえで、コミュニティの感染予防・抑制は最初の防御ラインとなる。江漢区の多聞コミュニティは古い団地を主としたコミュニティで、流動人口が多い。1月28日から、同コミュニティ幹部の田霖さんはコミュニティの名簿を

もとに一軒ずつ電話をかけている。電話が終わると、さらに家を回って調査をし、住民が発熱した後に病院で受診したか、どこで受診したかや、病院の検査報告などについて聞き、定時報告を行っている。緊急の事態に対応するために、コミュニティ幹部は24時間態勢で仕事に当たっており、いつでも電話での応対を行い、緊急の状況に対応している。

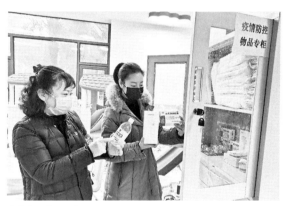

武漢市江漢区八達里コミュニティに設置された感染予防・抑制のための物資専用棚。コミュニティの住民が必要とした際に物資を届け、住民の心配を軽減している。

　1月29日、子供と一緒に江岸区吉慶コミュニティに住む羅娟さんは発熱して隔離された後、子供の羅小小ちゃんが家に1人取り残され、面倒を見る人がいなくてどうしたらいいかと気をもんでいた。コミュニティの住民委

員会は発熱患者を調べている際にこの状況を知り、すぐに小小ちゃんを重点ケア対象とし、2人のスタッフが交替で食事を届けるよう手配した。子供にとって必要な栄養を考慮し、弁当のほかに牛乳とおやつも届けている。窓を開けて換気をし、食事をテーブルに置くと、スタッフは体温計を取り出して7歳になる小小ちゃんの体温を測定して初めてホッと胸をなでおろすことになる。

　ここ数日、漢陽区江欣苑コミュニティ党委員会書記の胡明栄さんは、コミュニティのスタッフとともに毎日発熱患者を調査し、病院で受診させ、一人暮らしの高齢者や感染の疑いがあるとされた人、面倒を見る人のいない子供、体の不自由な人に食事や薬品を届けている。発熱外来や指定病院でさらに検査や治療が必要な住民がいれば、胡さんはその人に代わって診察予約をし、病院への移動をサポートする。

　胡さんは、「自分たちのコミュニティと住民のみなさんをしっかりと守りたい。武漢に1287カ所あるコミュニティすべてが自分のところをしっかりと守れば、感染との闘いにも必ず勝てるはず」と語った。

10日で新型肺炎専門の
火神山医院完成

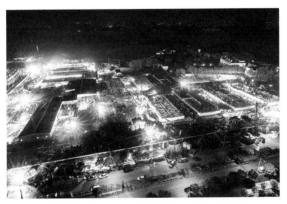

24時間態勢で建設された火神山医院（撮影・張武軍）。

湖北省武漢市で、新型コロナウイルス感染による肺炎患者を治療する初の専門仮設病院である武漢火神山医院が完成し、2月2日に、正式に解放軍の湖北支援医療チームに引き渡された。敷地面積約5万平方メートル、総建築面積3万3900平方メートルの病院をわずか数日で完成させるというのは決してたやすいこととは言えない。

　コロナウイルス感染拡大との、一刻の猶予も許されない戦いに、6000人以上の作業員が参加して24時間態勢で同病院を建設。大型機械や設備、車両約1000台が投入され、「中国の力」、「中国のスピード」が再び発揮された。

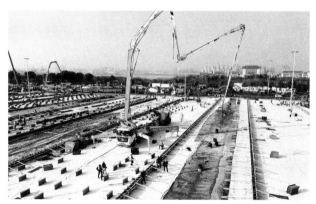

湖北省武漢市の火神山医院の建設現場（撮影・王瑋）。

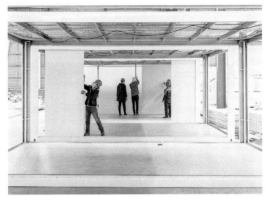

河北中泰鋼結構科技有限公司は、武漢火神山と雷神山医院の主
体建築に、同社の製品である鉄骨型のユニット構造を使いたい
という緊急要請を受けた。そのため、従業員らは春節（旧正月、
今年は1月25日）の休暇を返上して、急ピッチで生産した。
画像は1月30日に、建物の調整を行う作業員（撮影・宋永生）。

　中国建築第三工程局有限公司の火神山医院プロジェク
ト技術グループ現場責任者の潘鍇氏は、「これほど大規
模な病院の建設の場合、通常なら少なくとも1カ月はか
かるが、今回はわずか10日間とその工期は非常に厳し
かった。そのため作業員を2つのグループに分けて、交
代で作業した。設計者は睡眠時間わずか2時間、徹夜で
作業というのも当たり前だった」と説明する。

　2003年にSARSが流行した際に対応に当たった医療専
門家は、「実行不可能に見えるミッションの背後には、
コロナウイルス感染拡大が極めて深刻な現状がある。指

定医療機関のベッド数は増え続けているが、コロナウイルス感染の拡大速度に全く追い付いていない。SARSとの闘いの経験を基に、新型コロナウイルス感染による肺炎患者を専門に治療する病院を建設した。現有の病院の負担を大きく緩和し、院内感染を減らすことができるだろう。さらに重要なこととして、同病院の運営が始まれば、社会のパニック状態を緩和することもできるだろう」との見方を示す。

　2003年4月、北京市に短期間のうちに病床数1000床を有する仮設病院「小湯山医院」が建設され、2カ月の間に、中国全土のSARS患者の7分の1を収容した。そして、治療とケアに関与した医療スタッフは1人も感染しなかったという人類医学史上の「奇跡」を起こした。

　伝染病専門病院として、部屋の配置の構造から下水管に至るまで、さまざまな部分で非常にシビアに感染防止対策が講じられた。火神山医院は、そんな小湯山医院という「偉大なる基礎」の上にたち、設計・建設された。同病院は主に、感染が確認された患者の治療に当たり、病床数は1000床。集中治療室（ICU）、重症者病棟、一般病棟のほか、感染予防管理や検査、特定疾病診察、放射線診断などの補助部門も設置されている。

厳格なエリアごとの隔離

　院内感染を回避するため、それぞれのエリアがしっかりと隔離することで、医療スタッフの健康と、安全を守る最大限の努力が払われている。

病室を「マスク」で覆う

　各病室は地面から30センチ離れた高さで建設されており、各病室にトイレが設置されている。ほとんどの病室は、外より気圧が低い陰圧室となっており、室内の空気や細菌が外部に流出して院内感染を引き起こさないようにするなど、病室全体を「マスク」で覆った構造となっている。

汚水を集中処理

　汚水は集中処理される。同病院には、雨水や汚水の処理システム、換気システムが設置されており、消毒・殺菌、濾過処理により、基準に到達させてから排出される。また、高密度ポリエチレンが、病院全体5万平方メートルにわたって敷設され、汚染物質が土壌や水域に流出することがないよう設計されている。

　火神山医院の建設状況がネット上でライブ配信され、ネットユーザー数千万人が視聴した。建設現場が、数

千万人が見守る注目の的となるというのは、前代未聞のことだ。ネット上では、「これは単なる建設現場のライブ配信ではなく、コロナウイルスとの闘いにおける希望をもたらしてくれる。少しでも早く完成することをみんな願っている」といったコメントが、毎日のように寄せられていた。

　ある海外のネットユーザーは、「昼夜問わずユンボの大軍、作業員が働き、武漢に次々に物資が輸送されている。国全体が闘いの準備を進めており、その速度は驚くべきものだ」とのコメントを寄せている。

　世界保健機関（WHO）のテドロス・アダノム・ゲブレイェスス事務局長は、1月31日にスイス・ジュネーブで開いた記者会見で、「こんな動員の仕方は未だかつて見たことがない。多くの人が注目しているのは中国が10日間で大きな病院を建設しているということかもしれないが、中国が講じている対策は単にそれだけにとどまらない。この対策が、コロナウイルスとの闘いの情勢を好転させると信じている」と語った。

　火神山医院が完成すると、作業員や設備はすぐに次の現場へと向かい、同じく新型コロナウイルス感染による肺炎患者を治療する専門仮設病院「雷神山医院」の建設に当たっている。彼らの戦いはまだまだ続いているのだ。

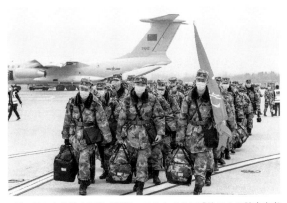

２月３日から火神山医院で新型コロナウイルス感染による肺炎患者の治療に当たっている中国人民解放軍から選出された医療スタッフ１４００人（撮影・張武軍）。

　習近平中央軍事委員会主席の認可を経て、軍隊が選出した医療スタッフ1400人が、今月３日から、「火神山医院」で、新型コロナウイルス感染による肺炎患者の治療に当たっている。小湯山医院でSARS患者の治療に当たったり、シエラレオネやリベリアでエボラ出血熱の患者の治療を援助した経験があるなど、伝染病治療において経験豊富な医療スタッフが多いという。

「中国スピード」で
感染拡大と闘う

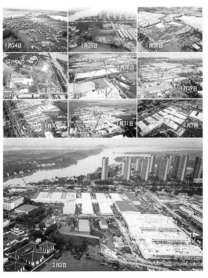

設計から10日間で完成した武漢火神山医院（ド
ローンで撮影・新華社記者肖芸九）。

武漢頑張れ！　中国頑張れ！　新型コロナウイルスとの闘いのなかで、人々の心を奮い立たせるニュースが次々と報じられている。2月6日、武漢雷神山医院が検収を経て正式に引き渡され、すでに正式に運用し始めている。同病院は1600床の病床を提供し、2千人以上の医療従事者を収容することを可能にしている。火神山医院と雷神山医院が相次いで完成し、その驚異的なスピードが、人々を震撼させた。その工事の様子はオンラインでライブ配信され、世界がネットを通じて工事をモニタリングするなかで、1万人を超える建設作業員が心を一つにして、蔓延する感染状況と競うようにして昼夜を問わず懸命の作業を続け、命の希望の光を灯した。国際世論は相次いで「中国の組織力」を絶賛し、中国が力を集中させて大きな事をやり遂げる制度的優位性を高く評価した。「こんなことができるのは中国だけだ！」という言葉は、海外のSNS（ソーシャルネットワーキングサービス）メディア上で極めて高い頻度でネットユーザーが残すコメントとなっている。

　今回の感染拡大は国家ガバナンスシステムと能力にとって大きな試練となった。高効率で病院を2カ所建設したことは、中国のこの時期における感染拡大阻止の取り組みの縮図に過ぎない。ウイルスの遺伝子配列をいち早

く検知して世界とシェアしたことから、史上最大規模の都市封鎖措置を講じて感染の源を隔離したことに至るまで、中国政府は人民の生命の安全と健康に対してその責任をしっかり担うという態度で、いまだかつてなく世界にもまれな予防・抑制と治療措置を講じており、その多くの措置は「国際保健規則」（IHR）の要求すら超えている。これに対し、「こうした上から下まで心を一つにした結束力には、粛然とした思いと敬意を抱かされる」や「中国の非凡な団結行動力を示した」といった声が世界から寄せられており、中国の強大の組織力は世界から広く尊重され、信頼されている。

　「中国スピード」はなぜこれほどまでに速く、「中国の力」はなぜ絶えることがないのか？　今、世界の多くの人がこの問題を考えずにはいられないと感じている。その答えは、人民の

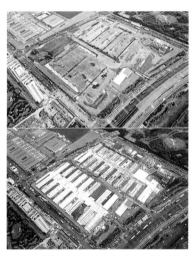

10日間の昼夜を問わない作業により、2月6日、武漢市都市建設局と衛生保健当局の検収を経て順次正式な引き渡しが行われた雷神山医院。（上：1月27日／下：2月7日、いずれもドローンで撮影・新華社記者肖芸九）。

意志を体現し、人民の権利と利益を保障し、人民の創造力を活性化する中国の制度的優位性にあるということに、国際社会は気づきつつある。上から下までが同じことを目指して進めば、勝てない闘いはない。現在、新型コロナウイルスとの闘いと患者の救命は重要な段階に入っており、団結し、奮い立って前進する力が特に必要とされている。中国には、全国の力を最も結集することができ、マンパワーと財力、物資を最も確実かつ有効に感染予防・抑制に集中させることのできる制度体系と社会環境がある。それは、党中央の統一指揮、統一協調、統一手配の下で、自信を打ち固め、共に困難に立ち向かい、科学的対策を講じ、正確で的を絞った施策を打ち、「中国全土が一丸」となって無限の力を発揮することだ。そうであるからこそ、「中国が独自の制度的優位性を存分に発揮して感染拡大を阻止できると確信する」という国際的な声がますます高まっているのだ。エクアドル医学連合会のアーネスト・カラスコ主席が述べた、「中国が必要かつ迅速な行動を取って感染状況に対応し、その大国としての地位にふさわしい指導力を示したことは、全世界が手本とするべきものだ」という心からの賛辞がその代表例と言えるだろう。

　これはきっと人類の歴史における非凡な1ページとな

るだろう。どこか1カ所が困難に直面すれば各地が支援するという助け合いの精神が中国の大地に広がり、感染予防・抑制という人民の闘いは、中国人民の決して揺るがない意志と困難にあるほど奮い立つ精神をよりいっそう世界に感じさせている。一家団欒の春節（旧正月、今年は1月25日）連休期間中、何千という医療従事者が湖北省に駆け付け、マスクのメーカーは急きょ操業を再開し、工事建設作業員は昼夜を問わず作業に当たり、交通運輸当局は厳格に感染の拡大を防止した。14億の中国人民が共同で予防と抑制に努め、国家ガバナンスシステム制度の効果・能力と制度の威力を発揮し、公衆衛生上の緊急事態に対応する新たな道を探りだした。国際世論は、「世界にこれほど行動の効率が高い国はない」や「中国は脅威にさらされるたびに、その困難に打ち勝つ決意はほとんどすべての障害を克服することができる」と称賛している。

　この重要な時期にあって、中国の制度的優位性はより明らかとなった。中国共産党の力強い指導があり、中国の特色ある社会主義制度の極めて大きな優位性があり、国際社会の力強い支持があれば、この感染拡大阻止の闘いにおいて、中国は必ずや勝利することができるに違いない。

新型肺炎専門の
雷神山医院

約1万人の建設作業員が昼夜問わず建設を進めた結果、新型コロナウイルス感染による肺炎の患者を専門に受け入れる、湖北省武漢市の仮設病院・雷神山医院が2月6日に、同市の都市建設、衛生・健康当局の検査をクリアし、第一陣の医療従事者がすでに到着、2月8日から第一陣の患者の受け入れも始まった。

　新型コロナウイルス感染による肺炎患者を治療する専門仮設病院・火神山医院の建設が始まったばかりだった春節（旧正月）当日の1月25日、武漢市は半月以内に江夏区黄家湖に雷神山医院を建設することを緊急決定した。

　感染者の激増を受け、雷神山医院の総建築面積は、5万平方メートルから7.5万平方メートル、そして約8万平方メートルと3度変更。病床数も1300床から約1600床まで増え、その規模は火神山医院の2倍以上となった。同病院は野戦病院を参考にしており、主に医療用病棟、医療看護保障エリア、医療補助エリアに分かれている。

　米国のCNBCは、雷神山医院の建設状況を、画像や文字、動画を使って、初めから最後まで報道し、雷神山の建設は、2003年のSARS流行時に短期間で建設された仮設病院「小湯山医院」に匹敵する、神がかり的なスピードで建設されたと伝えた。

　フィリピンのwatchmen daily journalの取材を受けた

歴史学者（84）は、「本当にマジックのような建設スピードだ」と話した。

　雷神山医院の必要性について、米国のCNNは報道の中で救急医療の専門家ソロモン・クア（Solomon Kuah）氏の見解を引用し、「レベル、エリアに分けた設計は、既存の病院だけでは追い付いてない感染者の治療を効果的にバックアップするだろう。軽症者と重症者、低齢者と高齢者を分けるのは非常に大切なことだ」と伝えた。

　春節の時期に重なり、武漢市内の交通機関も完全にストップしているため、物資を調達したり、作業員を集めたりするのは本来、非常に困難なことだ。しかし、中国鉄路投資建設集団有限公司や中建鋼構有限公司、中建安装集団有限公司などの、中国建築集団傘下の企業、及び中国建築第三工程局有限公司（中建三局）が、「戦が始まれば、必ずすぐに戦地に戻る！」と言わんばかりに、建設を支えた。

　800人から1000人、2000人、そして5000人と作業員は増え続け、今月4日の時点で、管理者約1000人、作業員約8000人が昼夜問わずに奮闘して、建設を進めた。そして、各種大型機械・設備、運輸車両1400台以上が投入され、ユニットハウス3000個以上を設置。機械や電気関連の物資3300セットが運び込まれ、設置された。

雷神山医院の建設現場で指揮を執った中建三局一公司党委員会の呉紅涛書記は、「そのスピードの背後には、中国の建設技術革新がある。2つの病院の建設には、業界最先端のプレハブ建設技術が採用されており、組み立て式工業化製品を最大限利用して、現場での作業をできるだけ減らし、多くの時間節約につながった。また、現場での施工と全体的クレーン作業を同時進行させ、最大限効率よく作業が進められた」と説明した。

　わずか10日ほどで雷神山医院はたちまち作り上げられ、新型コロナウイルスとの闘いをバックアップしている。

鉄道・民用航空が春運
Ｕターン体制を保障

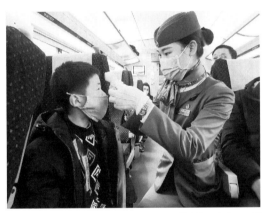

2月2日、成都東発上海虹橋行きのD354号列車の車内で、乗車中の子供の体温を測定する乗務員の譚新川さん。春節（旧正月、今年は1月25日）のUターンラッシュに加え、新型コロナウイルス感染による肺炎の予防・抑制という特殊な時期にあることから、列車乗務員は通常の業務基準に基づいて車内を巡回するだけでなく、発熱や咳、呼吸困難などの症状がある乗客がいないかしっかりと観察・質問し、乗客の安全な移動を保障している（撮影・胡志強）。

2月1日未明、ほとんどの人が暖かい布団の中で熟睡している時刻に、1本の高速列車が江西省の南昌車両区南昌西動車所メンテナンス場に入ってきた。高速列車の保守・点検業務や新型コロナウイルス感染による肺炎の感染予防管理業務に携わる職員が、車体・設備の保守・点検作業および旅客車両の疾病予防・消毒殺菌作業を行っている。

　新型コロナウイルス感染による肺炎の感染予防・管理対策を目的として、国務院の認可を経て、2020年春節（旧正月、今年は1月25日）連休は2月2日まで延長され

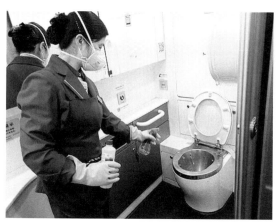

2月2日、成都東発上海虹橋行きのD354号列車で、トイレの消毒をする乗務員（撮影・胡志強）。

た。政府の認可を経て連休がさらに延長される地方を除き、法定休暇期間が終了するにあたり、各地でUターンする人々が次第に動き始めている。

　新型コロナウイルス感染による肺炎という緊急事態に際し、春運業務に従事する人々は、高速列車の保守・点検の質を保障すると同時に、疾病予防・消毒殺菌作業を徹底して実施し、車両の清潔さと衛生を保ち、「故障車両ゼロ」を実現し、春節明けにUターンする人々の輸送安全に尽力している。

　中国疾病予防管理センターの消毒学首席専門家の張流波氏は、「伝染病の流行が中国で人が大規模に移動する時期と重なった。その事自体が極めて厳しい課題となっている。移動中の旅客の感染予防をいかに徹底して実施するかによって、旅客が目的地に到着した後の現地における予防管理のプレッシャーを軽減できる」と指摘した。

　現在、中国全土の鉄道では、旅客輸送に携わる全ての駅で、出口・改札口における体温測定を実施している。発熱した乗客が車内で見つかった場合は、直ちに車内隔離体制を敷き、発熱した乗客を次に到着する経過観察指定駅に引き渡すと同時に、車内の応急消毒処置と濃厚接触者の登録・確認作業を実施している。

　民用航空については、新型コロナウイルス感染による

肺炎の感染予防・管理業務を徹底して実施するため、北京首都空港では、各ターミナルビル内での新風送風量をアップし、十分な風通しを確保しているほか、設備・施設の消毒回数を増やしている。特に、発熱した旅客が搭乗した便については、使用したタラップや荷物のターンテーブルがあるエリアに対し、フライト完了後ただちに消毒を実施している。

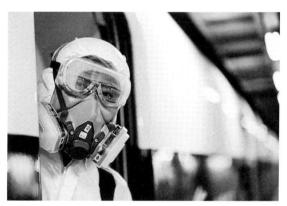

高速鉄道の消毒作業区域を確認する感染症予防関連スタッフ。南昌鉄路疾病予防抑制所では、高速鉄道車両内を清潔で衛生的に保ち、新型コロナウイルス感染リスクをなくすため、高速鉄道車両における感染予防・消毒作業を強化している（撮影・丁波）。

北京首都空港には49台の体温測定器が配備され、北京に到着した全フライトの乗客およびターミナルビルに

出入りする人全員を対象とした体温測定が実施されている。特に、発熱している旅客については、他の乗客との接触を避けるために、特別の移送プログラムとレーンが設けられている。同空港は、旅客の航空機利用に対するサービスのほか、感染予防物資関連業務を多方面と協力して進め、また、感染予防管理の最前線で業務に携わる各職員の予防対策を遂行している。

武漢を支援!
1日に約6千人が空路で
第一線に到着

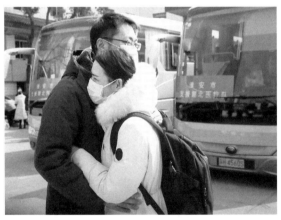

2月9日昼、江蘇省淮安市で淮安市第二陣湖北支援医療チーム出発
に際し、妻を見送る夫（撮影・王昊）。

2月9日午前1時50分、湖北省の武漢天河空港にチャーター機がゆっくりと着陸し、また新たな湖北支援医療チームが武漢に到着した。航空機が次々と着陸し、最後の41機目の航空機が到着したときには、すでに午後11時50分となっていた。全国約10省（自治区・直轄市）からの約6千人で構成された医療チームが緊急支援のために武漢に派遣されているが、9日は、新型コロナウイルス感染による肺炎の発生・拡大以来、武漢天河空港が迎え入れた医療チームとしては人数が最も多い日となった。

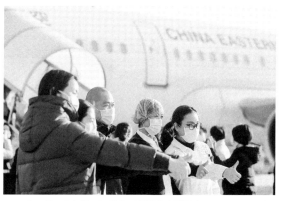

2020年2月9日午後、江蘇第五陣湖北支援医療チームのメンバー958人が、南京禄口空港と無錫碩放空港から湖北に向けて出発した。江蘇省はこれまでに、新型コロナウイルス感染による肺炎の予防・抑制業務に携わる医療従事者1438人を湖北に派遣（撮影・邵丹）。

山東省第八陣湖北支援医療チームもそのうちの一つで、山東省全省の病院153カ所から選ばれた医療従事者303人が、方艙医院（臨時医療施設）での勤務を予定している。チームを率いる呂湧涛氏は、「方艙医院に収容されている患者は全員軽症患者だが、人数がかなり多いため、隔離・予防対策には大きな課題が立ちはだかっている」として、出発前に、「くれぐれも注意を怠らないように」とチームのメンバーに注意を促した。

　現時点までに全国から約2万人の医療従事者が湖北省の武漢やその他多くの地域に赴き、医療救命活動を展開している。これらの「白衣の戦士」の中でも、精鋭チームは、最も危険な病棟で各自の任務を全うしている。

　武漢市は、新型肺炎の予防・抑制任務における最重要エリアとなっている。しかし、同時に、武漢周辺にある湖北省の多くの地級市（省と県の中間にある行政単位）では、感染が確認された患者が増え続けている。これらの都市では、医療資源がますます不足しており、社会の関心度も相対的に低いため、救援物資をとり急ぎ必要とする状況が立て続けに生じており、なかには緊急の救援を求める声をあげている地域もある。

　国務院新型コロナウイルス感染による肺炎共同対策メカニズムは2月7日に記者会見を行い、「国家衛生健康委

員会は、湖北省における医療資源と患者の需要との矛盾に対応するため、全国各省における個別支援関係を構築し、武漢以外の湖北各地・市における患者救済措置を全力で支持する」との方針を明らかにした。ターゲットを絞った支援だけでなく、国家の総力を挙げて、共同で新型コロナウイルスとの闘いにおけるプレッシャーを分担し、湖北省の緊急課題を速やかに解決し、感染の蔓延を一刻も早く抑制する。さらに、湖北省内外の医療資源を効果的に結び付けることで、省内16の市・州の感染対策能力を短期間で速やかに向上させる構えだ。

「個別支援」体制が発表されるとSNS上には湖北と全国各省（市・区）のネットユーザーたちから、「湖北の皆さん、もう怖くないよ。貴州チームが到着したよ！」、「四川チームありがとう、感染拡大が収束したら、必ず火鍋を食べに行くから」といった心温まるコメントが数多く寄せられ、新型コロナウイルスとの闘いにおいて心を一つにした中国全土の人々の姿を浮き彫りにしている。

中国人にとって、「個別支援」は決して目新しいものではない。四川ブン川大地震が生じた後、北京・広東・山東・浙江の各省・市は速やかに行動し、個別支援を実施し、廃墟に郷里を再建する現地の幹部・住民を支援した。また全国貧困脱却の難関攻略では、東部・西部の省

64

（市・区）の貧困者支援協力が行われたほか、各級機関、企業、国家機関が個別支援によって、貧困地区のマンパワー・財力・物資面へのサポートを行った。

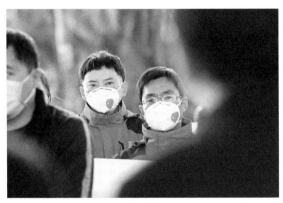

２月11日昼、雲南省紅河哈尼族彝族自治州蒙自市で、見送りの人に別れを告げる湖北支援のため現地に向かう医療従事者２人（撮影・張洪科）。

　これらの事実は、重大な任務において、個別支援体制は非常に有効な策略であることを証明している。このような体制を確立し、難関攻略のために全国の力を集結させたことは、中国が世界でもトップレベルのガバナンス能力を有していることを示した。力を集中させて大事をなすというのは、中国の制度・国家管理システムにおける顕著な優位性であり、感染の予防と抑制の闘いに打ち

勝つ上で非常に大切な宝であると言ってもよい。

　新型コロナウイルス感染による肺炎の急速な拡大にともない、中国全土で人々が動員され、この戦「疫」にはせ参じている。負けは許されず、勝つしかない今回の闘いにおいて、より多くの力を集め、さらなる努力を重ねることで、勝利の日は遠からずやってくるはずだ。

貧困から脱却した
広西農民からの支援

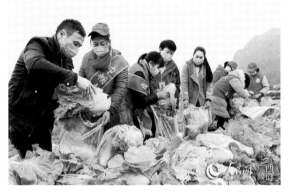

2月5日、徐源村野菜栽培基地で野菜の収穫から洗浄、車両への積み込みなど必要な作業を行った徐源村委員会幹部、駐村作業チーム、青年ボランティアなど約40人（撮影・史春来）。

「私はすでに貧困から脱却でき、所得もそこそこ得られているので、武漢に野菜10トンを寄贈したい。どうやって送ったらいいのか教えて欲しい」と村に駐在する第一書記に連絡してきたのは、広西壮族自治区桂林市灌陽県に住む、貧困から脱却した陸吉順さんだ。

　新型コロナウイルス感染による肺炎の感染拡大が中国全土の人々の心を結びつけている。陸さんは灌陽鎮徐源村で180ムー（1ムーは約6.7アール）の畑を借りて野菜を栽培している。「感染拡大の影響で、武漢をはじめとする一部の地域では、野菜の供給不足が生じている可能性が高い。私たちが育てた野菜の販路には影響が出ていないので、皆で相談して、野菜10トンを武漢に寄贈することを決めた」という陸さんは、徐源村に駐在する鄭洪第一書記に自ら連絡を取り、地方政府に輸送ルートの確保を手伝ってもらえないかと相談した。灌陽県委員会組織部と灌陽鎮政府が検討し、速やかに寄贈される野菜の輸送ルートを決定した。灌陽県郵便局は2月7日、専用車両を出し、この愛のこもった野菜を桂林まで輸送した後、武漢への統一輸送に組み入れた。

　灌陽鎮は2月5日、徐源村野菜栽培基地において、徐源村委員会幹部や駐村作業チーム、青年ボランティアなど約40人を組織し、野菜の収穫から洗浄、車両への積

み込みなど必要な作業を行い、その作業ぶりは熱のこもったものとなった。駐村作業チームのメンバーは、「貧困から脱却した人々が、野菜の寄贈を申し出たのだから、我々が微力ながら手伝うのは当然のことだ」と話した。

　陸さんは、「1月末に、2つの野菜仲買商が、野菜の仕入れを我々に提案してきたが、私たちは承知しなかった。今回の新鮮な野菜は、武漢の市民や新型肺炎の第一線で闘っている医療従事者のために、特別確保しておいたもの。私たちも彼らを応援したい！」と話した。

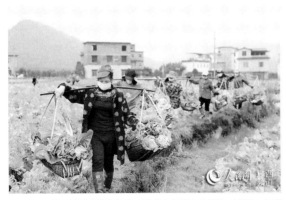

2月5日、徐源村野菜栽培基地で野菜の収穫から洗浄、車両への積み込みなど必要な作業を行った徐源村委員会幹部、駐村作業チーム、青年ボランティアなど約40人（撮影・史春来）。

灌陽県は、新型コロナウイルス感染による肺炎の発生・拡大以来、村やコミュニティの党幹部を組織して予防関連知識の普及活動や住民に対する予防・抑制の大切さを訴えてきたほか、微信（WeChat）グループを通じて、企業・個人に対し、新型肺炎との闘いをサポートするための物資寄贈を呼びかけてきた。陸さんが寄贈した野菜10トンのほか、西山瑶(ヤオ)族郷南江村の騰達栽培養殖農民専業合作社は青梗菜10トンを、水車鎮修睦村同興種養合作社の陸長連さんはダイコン10トンを、それぞれ寄贈した。

2つの戦場に二重の試練

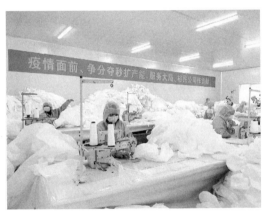

2月8日、仙桃市の湖北裕民防護用品有限公司の生産現場で、作業員が医療用防護用品を急ピッチで生産していた（撮影・侯琳良）。

中国の湖北省仙桃市は不織布の生産が盛んなことから、「中国不織布産業の有名都市」と呼ばれている。武漢都市圏を構成する都市の1つとして、仙桃はこのたびの新型コロナウイルス感染による肺炎対策で「2つの戦場」に直面するとともに、「二重の試練」も経験することになった。感染に正面から立ち向かうだけでなく、企業活動と工場の操業を再開し、医療用防護物資の供給に全力を尽くさなければならなくなったのだ。

　2月8日の時点で、小都市・仙桃の医療用防護服の1日あたり生産量は3万枚に達し、不可能を可能にしている。

　仙桃は不織布の生産が盛んとはいえ、生産の全プロセスを医療用防護服に充てられるメーカーは少なく、原材料や半製品の提供にとどまるメーカーもあった。現在、医療用防護服は全国的に大きく不足しており、特に武漢市での不足が深刻だ。仙桃市党委員会の周志紅書記はきっぱりと言い切った。「感染拡大を前にして、私たちに後戻りする道はない。使命と引き受けるべき役割があるだけだ」。

　仙桃は生産能力を増強するため、市を挙げて人々を動員し、指定企業には「6つの統一」を実施した。「6つの統一」とは、統一的な設備の調整・調達、統一的な原材料の供給、統一的な作業員の安全確保・飲食・宿泊の手

配、統一的な検疫・検査、統一的なパッケージング・輸送、統一的な資金の拠出のことだ。これと同時に作業専門チームを数チーム作り、チームごとに工場に駐在して生産を担当することとした。またメーカー9社が製造した半製品は、すべて深セン市の穏健医療用品股份有限公司に引渡しされた。

　品質検査係の姜愛平さんは、「医療用防護服の生産標準は極めて厳格で、特に生地のつなぎ目はテープでしっかりとふさがれていなければならない。そうでなければ密閉状態が保証され、防護服としての役割を果たすことはできない」と話した。姜さんは作業場所で実際にどんなものか説明してくれた。防護服の生地を広げ、しわにならないようにピンと伸ばし、テープを貼り付ける機械のヘッド部分の下に置き、機械を操作すると、ヘッドから青色の布テープが出てきて白い生地のつなぎ目をぴたりとふさぐ。側で見ていた孫愛民さんは、「簡単にみえるが、熟練したテープ作業員はなかなか見つからない。春節の需要に間に合わせようと思ったが、作業員が不足する中、テープ作業員となるとことのほか不足していた」と説明した。

　旧暦の大晦日にあたる1月24日、医療用防護服の生産が開始されたが、仙桃市を探し回っても集まった熟練の

テープ作業員は70人しかおらず、機械も40台しかなかった。熟練工は連日、フルパワーで働き、1日でせいぜい200枚の貼り付け作業しかできない。この数字は目標の日産3万枚とは、実に大きな開きがあった。

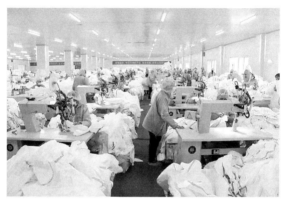

2月8日、仙桃市の湖北裕民防護用品有限公司の生産現場で、作業員が医療用防護用品を急ピッチで生産していた（撮影・侯琳良）。

　裕民公司に駐在して現場を守っている仙桃市彭場鎮党委員会の胡常偉書記は、「設備メーカーにたずねて、どこかで設備を買ったと聞けば、糸をたぐるようにしてそこに熟練のテープ作業員がいないかと探し、いれば電話をかけてリクルートした。賃金は3倍を提示し、専用車で湖北省以外の場所まで迎えに行ったこともある。最終的に湖南省、江西省、河南省などから150人あまりが続々

と集まり、現地でも新たに雇い入れた社員200人余りの研修を行った。機械が足りなかったので、ありとあらゆる努力をして、広東省江門市などから190台あまりを急いで調達した」と振り返った。

医療用防護服は医療従事者にとっての「戦闘服」だ。生地が製品になり、パッケージされて工場を出るまで、20以上の工程を経る。どの工程も厳密さを求められ、どこか1つでもいい加減なところがあれば、製品は使い物にならなくなる。穏健公司からは品質検査係20数人が派遣された。その1人の馮丹さんは、「針の穴くらいのすきまがあってもだめ！」と言いながら、目をこらしつつ手の感触で医療用防護服を厳密にチェックしていた。検査係は普段あまり水を飲まないという。トイレに行く時間が無駄になるからだ。

1組のデータから、仙桃の人々の果たしてきた役割と努力の跡がうかがえる。1月24日に生産を再開し、29日には防護服7千枚の生産にこぎ着け、2月3日は1万5千枚を達成した。元宵節（旧暦1月15日、今年は2月8日）には3万枚を突破した。湖北省外から調達した原材料を輸送する車両の通行がスムーズにいかないことが、目下の大問題だ。周書記は、「重症病棟で体を張って懸命に働く医師と看護師のことを考えれば、私たちは困難にぶ

つかっても前に進み、数々の困難を克服して、彼らが1枚でも多く『戦闘服』を着られるようにしなければならない。そうしてこそ一日も早く新型肺炎に打ち勝つことができる」と述べた。

中医薬を採用している
浙江省の新型肺炎との闘い

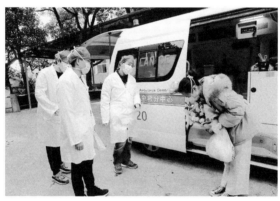

2020年2月22日午後、新型コロナウイルスに感染したものの、浙江省湖州市徳清県人民病院乾元院区で治療を受け治癒し、退院する佘さん（28歳）。退院の際、佘さんは医療従事者に何度もお辞儀をして感謝を示していた（撮影・謝尚国）。

浙江省杭州市西渓病院で2月15日、主に中医薬療法を採用した治療を受けた88歳の新型肺炎患者が治癒した。治療に携わった杭州市中医薬専門家グループの副グループ長を務める、杭州市中医学病院の林勝友副院長は、「中医薬を活用して防疫に励むための自信が強まったことに疑いの余地はない。この患者を受け入れてから、まず、通常の西洋医学療法を施した。しかし、高齢であることに加えて、持病があり、体が抗ウイルス薬に耐えることができなかったため、『中医薬＋インターフェロン噴霧』の中医学療法に変更したところ、回復が早まった」と説明した。

　同様に、同省湖州市でも中医薬療法を受けた56歳の女性患者が回復に向かっている。同女性は重症患者で、中医薬療法を施された後、体温が少しずつ下がり、息苦しさなどの呼吸器症状が明らかに改善し、短期間で重症ではなくなった。湖州市の新型コロナウイルス感染による肺炎に対する中医薬による予防・治療専門家指導グループのグループ長を務める、湖州市中医学病院の嵇氷副院長によると、湖州市で新型コロナウイルス感染が確認された患者は10人おり、治療の全ての過程で中医薬が採用されている。

　浙江省各地は、ターゲットを絞った中医薬による治療を採用する対策を講じており、新型コロナウイルスとの

闘いにおいて、中医薬を早い段階で採用し、さらに全面的に、深く施すことができるよう対策を効果的に推進している。さらに、「中医学による治療を前面に押し出し、第一段階で中医薬を採用する」という原則に基づいて、中医薬の採用開始対象者を、「感染が確認された患者」から、「感染の疑いがある人」へと変更した。浙江省衛生健康委員会中医薬管理局の謝国建局長によると、「感染の疑いがある人が、感染が確認される前の時点で、中医学の医師が診察に参加し、すぐに中医薬を処方している。各地や省レベルの中医薬を使った治療の科学研究グループの報告によると、すぐに中医薬を処方された患者は、発熱、咳などの症状が明らかに改善した」という。

　1月24日、乗客約330人を乗せたTR188便が、シンガポールから杭州蕭山国際空港に到着した後、杭州市はすぐに中医学病院が、乗客219人分の予防のための中医薬を配布し、隔離されて医学的観察を受ける人やスタッフに、中医薬による予防的介入を実施した。医学的観察期間が終わった2月8日の時点で、規定に基づいて、それを服用していた人のうち、感染が確認された人は一人もいなかった。謝局長は、「感染の危険の高い人の予防という面で、中医薬が有効であることを十分に示している」と述べた。

　中医学による予防・治療案の最適化が実施される過程

で、浙江省の省レベルの中医学専門家グループや中医薬による予防・治療専門家指導グループ、各市の専門家グループなどが連携し、国の計画と結び付け、浙江省の季節や気候の特徴、地理的環境、同省の患者の特徴などを考慮に入れながら、中医薬推薦案を4度調整して最適化。中医薬による予防、患者治療、治癒・退院後のリハビリなどの診療行為を規範化した。

　現在、浙江省各地の多くの病院で、患者が中医薬の煎じ薬を服用しているほか、病室に中医薬の香袋が設置されたり、ツボマッサージが行われたり、「八段錦」と呼ばれる体操や呼吸法が取り入れられたりしている。

　浙江省では、濃厚接触者が予防用の中医薬を、感染の疑いがある人が中医薬を服用するほか、中医学の医師が隔離病棟に入って、治療やリハビリ中の患者への中医薬投与を実施する中医薬予防・治療システムが既に確立されている。2月18日の時点で、浙江省全域で治癒・退院した患者は累計で544人、治癒率は46％に達している。また、全体の96.84％を占める感染が確認された患者1136人に対して中医学による治療が実施され、治癒した患者は493人、症状が改善した患者は523人、治療効果観察中の患者は120人となっている。

中国各界が協力し
新型肺炎に打ち勝つ

新型コロナウイルスの感染拡大を受けて中国では現在、各級の財政当局が新型コロナウイルスの感染による肺炎の予防・抑制に対する投入を引き続き強化し、多くの地域が生産や経営が困難になっている企業をサポートする政策を打ち出し、多くの医薬品企業がフル稼働で生産を行い、社会各界が義援金や物資の寄付を行うなど、数多くの人が行動を起こしている。社会全体が心を一つにして協力し合い、共に難関に挑み、新型コロナウイルスとの闘いに勝利するための支援を行っている。

　2月3日午前0時までに、中国各級の財政当局は、新型コロナウイルスの感染による肺炎の予防・抑制に対する補助資金として合わせて470億元（1元は約15.6円）を計上した。主に、患者の治療や医療スタッフ、防疫従事者への報酬、医療機関の感染予防・抑制作業に必要な専用設備、スピーディーな診断試薬などの支出に用いられ、感染予防・抑制作業を全力でサポートする。

　財政面での全力のサポートだけでなく、税関や民用航空なども新型コロナウイルスとの闘いを全力でバックアップしている。

　税関の統計によると、1月24日から2月2日までの間に、中国全土の税関を通過した感染予防・抑制関連の物資は、合わせて9万4000ロット、2億4000万点にのぼり、

金額にして8億1000万元相当に達している。そのうちマスクは2億2000万枚、防護服252万9000着、医療用ゴーグル27万9000個など防護用品が74.9％を占め、合わせて2億3000万点、金額にして6億1000万相当となっている。新型コロナウイルスとの闘いの最前線にある湖北省の武漢天河国際空港の税関を通過した感染予防・抑制関連の物資は、2月1日までに、22ロット、777万点となっている。中国全土の税関は、専用の受け入れ窓口や特別ルートを設置し、緊急事態時の特別対応原則に基づいて、感染予防・抑制関連の物資が速やかに通関できるようにサービスを提供している。

　民用航空を見ると、2月2日までに、航空機4330便がマスク、防護服、消毒液などの感染予防・抑制物資60万4563点、合わせて4671.54トン分を輸送した。うち、湖北省には138便が、物資19万2475点、合わせて1213.62トンを輸送した。また、中国民用航空局も各航空会社と積極的に連携し、チャーター便などを手配して、医療スタッフ合わせて7558人、海外滞留旅客399人を輸送した。

　新型コロナウイルスの感染拡大の影響を受けて、一部の企業は一時的に生産や経営が困難な状況に陥っている。そのため、中国各省・市は関連の対策措置を続々と講じ、それら企業や、感染予防・抑制物資を生産している関連

企業が健全に発展できるようサポートしている。北京市政府は2月3日に関連の対策を打ち出し、感染予防・抑制物資の確保や原材料の供給、物流運輸などをめぐる問題を企業が解決できるようサポートするほか、監督指導を強化し、企業が感染予防・抑制の基準をクリアしていることを前提に、正常に生産が行えるようサポートしている。

　山東省濱州市は、中小企業の発展をサポートする十二条政策を制定し、市の財政も資金3000万元を調達したほか、中小企業が現状に対応できるようサポートする金融基金を設立し、短期的に資金のやりくりが困難な企業が期日通りにローン返済を行って、引き続き融資を受けることができるよう、ブリッジローンを提供する。

　河北省は省全域で、142の重点物流パークや企業と連携して、日常生活用品を確保する取り組みを展開しており、各物流パークや企業は現在、積極的に物資の調達や輸送を手配し、市場への供給を全力で確保している。

　社会各界も義援金や物資の寄付を熱心に行っている。2月3日午前7時までに、青海省赤十字会が社会から受け取った寄付金は3508万元、寄付された物資は250万元相当に達した。同日、柳鋼集団は、3000万元を寄付して、広西壮チワン族自治区の柳州市と防城港市、玉林市の新

型コロナウイルスとの闘いを支援することを決定した。

　中国各地の医薬企業も協力し、迅速な対応を進めている。

　現在までに北京経済技術開発区のバイオ医薬関連企業約40社が、新型コロナウイルスとの闘いをバックアップしている。うち、約20社が研究開発した製品は、感染予防・抑制と治療に直接用いられている。

　河北省石家荘市の抗ウイルス薬品生産企業である石薬と四薬、以嶺薬業、神威薬業の各社は、フル稼働で生産を行っており、1日当たりの生産量は通常の2〜3倍に達している。2月2日までに市全域の医療衛生物資生産企業15社が、サージカルマスク3万6600枚、一般的な防護マスク440万枚、防護服9万5000着を生産した。それら医療物資は中国全土の感染予防・抑制作業を強力にバックアップしている。

操業・生産再開
中国には自ずと底力がある

「この時期であるからこそ、なおさらに全面的、弁証法的、長期的な視点で中国の発展を見て、なおさらに自信を強め、決意を固める必要がある」。習近平主席が新型コロナウイルスによる肺炎への対策と経済・社会発展の取り組みの統合的計画に関する会議で発表した重要談話に、世界は経済・社会発展目標を達成する中国の必勝の信念を目の当たりにした。中国は新型肺炎対策に力を入れながら、操業・生産再開にも力を入れ、ターゲットを絞った計画の政策措置、一歩一歩着実に進める実際の行動によって、感染拡大の経済への影響を減らすべく努力している。中国は世界と緊密に結びついており、中国は全世界の公衆衛生上の安全に責任を負う姿勢を揺るがず堅持し、自らの発展によって世界経済の発展に貢献するという初志も堅守している。

　経済・社会はダイナミックな循環システムであり、長期間中断することはできない。政府は行動において、エリアとレベルを分けたターゲットを絞った感染防止対策を実施し、人とモノの流れを再開させ、貨物輸送・物流制限を緩和する。企業は行動において、飛行機や高速鉄道をチャーターして従業員を職場へ復帰させるなどの創造的なやり方を多く実行している。新型肺炎は中国経済を押しつぶせない。国際ウォッチャーは、従業員の復帰、

原料の供給再開、製品の出荷再開が徐々に実現するのに伴い、中国の経済運営は必ず早期に正常化すると信じている。国際通貨基金（IMF）のゲオルギエヴァ専務理事は、中国経済は第2四半期に正常化すると見る。米イェール大学シニアフェローのスティーブン・ローチ氏は感染状況が徐々に抑制されるに伴い、中国経済は力強い上昇に転じる可能性もあると指摘し、「私は中国経済の長期的発展の見通しを楽観視している」と表明した。

経済グローバル化の時代において、世界各国は相互に依存しており、運命共同体であり、利益共同体でもある。中国は対外開放と国際協力の深化を強調し、経済貿易パートナーとの意思疎通と調整を強化し、グローバル供給チェーンにおいて重要な影響力を持つリーディングカンパニーと重要段階の生産・供給再開を優先的に確保し、グローバル供給チェーンの安定を維持して、世界全体の共同発展に責任を負う大国としての努力をはっきりと示した。

全面的、弁証法的、長期的に見て、中国経済への感染状況の影響は一時的なものだ。中国経済は強靭で、内需が広大で、産業基盤が厚く、長期的好転という中国経済のファンダメンタルズに変化はない。中国は世界第2のエコノミー、世界最大の製造業大国、グローバル供給チ

ェーンの重要な中枢、世界最大の物品貿易国、世界第2
の外資流入国及び対外直接投資国だ。中国は1人あたり
GDPが1万ドルの大台に乗り、中所得層が4億人を超え、
世界で最も成長性ある消費市場だ。最近、テスラ、BMW、
トヨタ、サムスン、エアバス、ハネウェルなど多くのメ
ーカーが操業・生産再開を発表。「クラウド契約」を通
じて中国に進出する外資系企業も少なくない。これらは
外資を引きつける中国の総合的な競争優位性に変化はな
く、外国の投資家の中国への信頼と投資戦略に変化がな
いことを十分に物語っている。

　試練を通じてチャンスを見、中国経済の潜在力と将来
性を見ることができる。一部の国際ウォッチャーは、中
国の全民挙げての新型肺炎との戦いが「Stay-at-Home
Economy」と「クラウド生活」をもたらしたことに注意
を払っている。スマート製造、無人配送、オンライン消
費、医療・健康など新たな業態やモデルが逆に成長し、
民生のニーズに応え、新たな消費の潜在力を解き放って
いるだけでなく、質の高い経済発展のためにも新たな空
間を開拓している。新型肺炎と戦うため、中国は試薬、
医薬品、ワクチンの開発支援を強化し、バイオメディカ
ル、医療設備、5G網、インダストリアル・インターネッ
トなどの発展加速を後押ししている。新型肺炎の収束後、

中国経済の発展はさらに多くの新たな原動力を獲得することが期待される。

　中国には感染症に打ち勝つ能力と自信と底力があり、圧力を原動力に変え、危機をチャンスに転じ、経済・社会発展目標を達成する自信も完全にある。安定的に発展する中国経済は、必ず世界全体の成長に自信と原動力を与え続けることができる。

中国企業の海外
プロジェクトが
安定的運営に全力

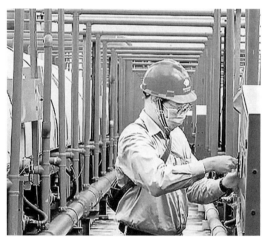

国家エネルギー集団傘下の国華電力公司がインドネシアで進める
ジャワプロジェクトの発電所で検査担当者が石炭輸送システ
ム設備の運転状況を検査している様子（写真提供・国華電力）

中国企業は世界の供給チェーン・産業チェーンに連なるだけでなく、数多くの海外プロジェクトを請け負い実施してもいる。2019年だけでも、中国企業が請け負った規模1億ドル（1ドルは約110.3円）以上の海外プロジェクトは506件もあった。新型コロナウイルスによる肺炎が発生した後、こうしたプロジェクトは正常に運営されているのだろうか。取材によると、現在、各関連方面の中国企業が企業活動と生産活動を再開し、世界の産業チェーンを安定させ、国際的供給チェーンの流れをスムーズにし、プロジェクトが順調に実施されるようにと全力を挙げていると人民日報海外版が伝えた。

　中国電力国際有限公司が投資・建設するカザフスタン・ジャンブール州のジャナタス風力発電プロジェクトでは、防疫チームを発足させ、感染対策マニュアルを作成した。同時に、在カザフスタンの中国大使館・領事館との連携を密にして、各項目の要求を厳格に踏まえて対策をしっかり行うと同時に、プロジェクト建設も少しの緩みもなくしっかりと推進した。

　同プロジェクトの現場で働く130数人のうち、半数近くが現地採用の作業員だ。カザフスタンの風習を尊重することを前提として、プロジェクトの工期と建設上のニーズを検討し、春節（旧正月、今年は1月25日）の連休

中も作業は停止することなく、秩序をもって進められた。プロジェクトに関わる作業員全員が風雪の中で「闘い」、プロジェクトが一日も早く電力網への接続と発電を達成できるよう努力している。

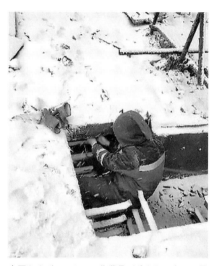

中国とカザフスタンの作業員が手を取り合って風雪の中で「闘い」、春節連休期間にもジャナタス風力発電プロジェクトは緩やかに施工が進められ新型肺炎の影響を受けることはなかった（写真提供・国華電投）

パキスタン・パンジャーブ州のカロット水力発電所プロジェクトでは、春節連休期間に中国側の作業員896人と現地の作業員4370人が第一線での工事を着実に進め、

年内に洪水対策システムを完成させ、水門を開閉して水を蓄えるという目標を達成できるよう努力を重ねている。

　カロット水力発電所は中国・パキスタン経済回廊（CPEC）の優先実施プロジェクトであり、完成すれば、毎年約32億キロワット時のクリーン電力を供給できるようになり、パキスタンの経済社会の発展にエネルギー面で確かな支援を提供することになる。

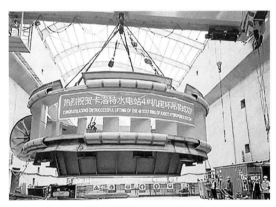

中国・パキスタン経済回廊（CPEC）の優先実施プロジェクトのカロット水力発電所プロジェクトは、最後のステイリング、ディスチャージリングの設置が完了した（写真提供・三峡集団）

　中国国務院国有資産監督管理委員会の彭華崗事務局長は、「中央企業（中央政府直属の国有企業）は海外プロジェクトで現地の作業員と世界各地からの作業員を大量

に雇用し、現地と第三国の力を積極的に活用して、海外のさまざまな国で行われるプロジェクトで資源を合理的に調達配分し、プロジェクトが秩序よく推進されるよう保証している」と述べた。

新型肺炎が発生後、中国企業の海外プロジェクトは相次いで行動を取り、第一線で働く作業員を対象に防疫の取り組みを実施した。同時に、企業から海外に派遣される人のチェックを厳しくした。

1月20日には、国家エネルギー集団傘下の国華電力公司がインドネシアで進めるジャワプロジェクトが感染対策緊急会議を開催し、各種の対策を迅速に配置した。オフィスエリア、コントロール室、宿舎、食堂、活動センターなど人の集まる場所を統一的かつ全面的に消毒し、定期的に換気を行う、食堂の食品供給を調整する、人が集まる会議の予定を厳格にコントロールして、遠隔方式やテレビ会議などの方法をできるだけ採用するなどしている。生活の場面から仕事の現場まで、あらゆる面で防疫上の要求に厳格に対応した。また工場の閉鎖型管理を厳格に実施するため、出入りする人の情報および健康状態をチェックし、工場エリア内の安全を保証するという。

中国交通建設集団が進めるアンゴラ・カビンダ州のカイオ新港プロジェクトでは、中国側の人のアンゴラへの

再入国をしばらく遅らせることになったため、アンゴラ在住の中国側作業員の業務を増やして相互に補完し合い、テレワークなどの手段も十分に活用すると同時に、人材を急募する、現地採用の作業員の集団研修を進めるなどして不足を補い、プロジェクトが施工のスピードアップの段階に移れるようさまざまな準備を進めている。

中国建材集団傘下の中国中材国際工程、中国建材国際工程、中材節能の各社は科学的な計画を立て、合理的な配置を進め、海外におけるセメント、石膏ボード、住宅などのプロジェクト新規契約3件に調印し、海外設備製品供給新規契約2件にも調印した。また海外でのセメント、ガラス、太陽光発電、省エネなどの工事110件あまりの建設を全力で保障し、そのうち複数のプロジェクトが火入れや製品ラインオフの段階に達している。

プロジェクトの運営は安定的に推移し、建設中のプロジェクトは秩序よく推進されている。こうした人々の心を奮い立たせるような状況から、重要な時期に海外にいる中国企業が責任と役割をしっかり果たすとともに、企業の業務再開ペースを加速するために前進の合図を送ったことが十分にうかがえる。

中国の探求は
重要な啓示を与えた

新型コロナウイルスによる肺炎への対策と経済・社会発展の取り組みの統合的計画に関する会議が2月23日に開催され、中国の強大な組織・動員能力に世界は再び賛嘆した。現在の感染防止対策を全面的に総括し、重点任務と重大措置の方針をまとめる重要な会議であり、中国の能力、中国の意志、中国の自信が世界に示された。

　新型コロナウイルスによる肺炎は危機であり、国家ガバナンスのシステムと能力にとっての大きな試練でもある。習近平主席は自ら指揮を執り、自ら方針を打ち出した。全国が協調し、民衆が志を一つにして助け合い、各戦線、各業界が積極的に参加している。極めて大きな政治的勇気によって湖北省に人々の移動に対する全面的で厳格な管理・コントロールを指示し、330余りの医療チーム、4万1600人余りの医療従事者を新型肺炎との闘いの最前線に派遣し、火神山、雷神山等集中収容病院及び臨時医療施設を迅速に開設し、19省（自治区・直轄市）によるペアリング支援を行った。中国は不可能にも見える任務を短期間に達成し、国際社会は中国が新型肺炎に打ち勝つことへの信頼を揺るぎないものにした。フランスのラファラン元首相は「新型肺炎を前に中国政府の示した強大で効率的な組織・動員能力に深い印象を受けた。これは正に中国の制度的優位性だ」と表明した。中国は

また、感染防止対策と経済・社会発展を統合的に推進し、経済・社会発展への感染状況の影響を抑えるべく最大限の努力を尽くしている。国際社会は、中国の示した素晴らしい指導能力、対処能力、組織動員能力、貫徹実行能力は他の国々にはできないものであり、世界の防疫に模範を築いたとの認識で一致している。

　新型コロナウイルスによる肺炎に対処する過程において、中国はたゆまず国家ガバナンスのシステムの整備に尽力し、その能力を高め、今後の対応能力を高めることに着眼している。今回の新型肺炎によって明らかになった問題点に対して、中国は的確で有効な行動によって公衆衛生を法律面から保障し、疾病予防・制御システムを改革・整備し、重大な感染防止対策を改革・整備し、重大疾病の医療保険と救助の制度を整備し、統一的な応急物資確保システムを整備し、感染防止対策において蓄積した経験を公衆衛生上の重大な事態に対応するための体制とメカニズムに変えている。国家ガバナンスにおける中国の探求と整備は、中国の特色ある社会主義制度が時代と共に前進することを生き生きと示している。これは今回の硝煙のない戦争に勝利するうえでの制度的保障であり、新型肺炎を防止し、制御し、阻止する世界の戦いに貴重な経験を提供するものでもある。

新型肺炎との闘いに勝利することは各国の人々の安危に関わり、団結と協力が最も強力な武器だ。中国は人類運命共同体の理念を堅持し、自国民の生命の安全と身体の健康に責任を負うとともに、全世界の公衆衛生事業のためにも責任を尽くしている。中国は積極的に世界保健機関（WHO）や国際社会との協力及び情報交流を行い、ウイルスのゲノム配列情報を迅速に共有し、迅速検査キットを開発し、感染拡大している他の国々や地域をできる限り支援し、世界的な拡大の防止に努力している。こうした行動は責任ある大国としての中国の姿を示すものであり、開放・協力という中国の特色ある社会主義制度の気概を示すものだ。中国の示した団結と協力の精神によって、連携して感染拡大と闘うという世界の基調が定められた。170余りの国々の首脳と40余りの国際・地域組織のトップが中国への慰問と支持を表明し、責任ある中国の措置を強く認めている。

　中国の感染防止対策を深く分析した米クーン財団のロバート・クーン会長は「グローバル化した世界において公衆衛生上の事態にどう対処すべきかという面において、中国は全く新たな探求を示した」と述べた。感染症との戦いが運命共同体という意識と切り離せないことを世界の人々は確かに認識すべきであり、中国の探求と実践は

すでに世界に重要な啓示を与えた。感染症という大きな試練を前に、世界は強大で効率的な組織動員能力を示し、時代と共にガバナンスシステムを整備し、ガバナンス能力を高め、オープンな姿勢で団結と協力を強化しなければならない。

Ⅱ
中国と世界

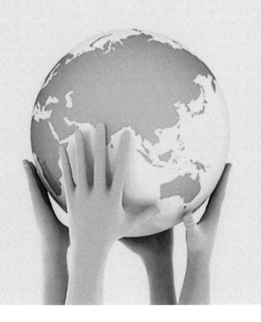

WHO執行理事会、
中国の新型肺炎対策を
高く評価

世界保健機関（WHO）執行理事会の第146回会議が現地時間2月3日、ジュネーブのWHO本部で開催された。テドロス事務局長は会議で新型コロナウイルスの感染による肺炎について、WHOが中国側と緊密な意思疎通と協力を行い、中国の政府と国民による感染症対策の努力を大いに支持していることを説明し、「各国は事実に基づき、科学的・理性的に全体計画と各方面への配慮を両立させるべきだ。防備は必要だが、過度に反応する必要はない。WHOは各国にいかなる渡航・貿易制限措置も提言しない」と強調した。

　テドロス事務局長は「中国の新型肺炎対策は力強く効果的であり、感染中心地域をしっかりと押さえて力を尽くしている。自国民の保護に尽力するとともに、他国への感染拡大を全力で阻止している。これは中国の責任感、自信、能力の表れだ」と指摘。「中国以外では、現時点で23か国で計146人の感染者が見つかっただけだ。この数字は他の感染症と比べると極めてわずかであると言え、人々がパニックに陥る理由は全くない。中国側の努力がなければ、中国以外の症例がこんなに少なくなることはなかった」と述べた。

　また「各国は共に衛生体制の脆弱な国への支援を強化し、患者の診療とワクチンの開発を強化し、防備手段を

整え、リソースの投入を増やし、引き続きWHOと情報・知識・技術を共有し、団結・協力して感染症を迎え撃つべきだ」と強調した。

　WHO報道官は人民日報の取材に、現在WHOが「人々の移動や貿易を制限するいかなる措置も勧めていない」ことを重ねて表明した。

　会議では多くの国々が中国の新型肺炎対策及び世界の公衆衛生事業への貢献を高く評価した。

　タンザニアの代表は中国政府が力強い措置を講じて感染拡大の防止・抑制に努力していることに、アフリカ諸国を代表して感謝。中国側が多大な努力を払っているからこそ、アフリカでは感染者が出ていないことを強調し、「今後も引き続きアフリカ諸国は防備を強化する」と述べた。

　ドイツの代表は中国政府の行動が迅速で、公開性と透明性があり、速やかに情報を共有し、WHOと緊密な協力を継続していることを称賛した。

　シンガポールの代表は中国政府が速やかに情報を共有し、確固として揺るぎなく感染拡大を抑制していることに感謝。「中国と他の国々が協力することで、必ず新型肺炎に打ち勝つことができると確信している」と表明した。

　スイスの代表は中国の予防・抑制・診療措置を模範的

とし、「中国の人々と共に今回の感染拡大阻止の戦いに勝利したい」と述べた。

　英国、オーストラリア、日本、ブラジル、イスラエル、チリ、スリランカ、オランダ、スペイン、ミャンマー、エジプト、ノルウェー、インドネシア、カナダ、デンマーク、タイ、スウェーデン、モンテネグロ、バングラデシュはいずれも中国政府の講じている措置を高く評価。協力を強化し、連携して新型肺炎に打ち勝つよう国際社会に呼び掛けた。

　中国の駐国連ジュネーブ事務局・スイス国際機関代表部の副代表を務める李松は「新型コロナウイルスの感染による肺炎は全世界の直面する共通の試練だ。中国政府は中国国民と世界の人々の命と健康に強く責任を負う姿勢で、最も全面的で厳格な予防・抑制措置を果断に講じた。中央政府は新型肺炎対策を統一的に指導し、統一的に指揮している。全国の全ての省（自治区・直轄市）は『公衆衛生上の重大な突発的事態1級対応措置』を発動した。正にこうした力強い措置を実施したからこそ、感染拡大は効果的に中国国内に抑制されているのであり、他国の感染者は全体の1％足らずだ」と指摘。「中国の政府と国民には新型肺炎に打ち勝つ自信と能力がある」と強調した。

英誌エコノミストは最新刊で「感染症が発生したばかりの時は、深刻性と潜在的リスクがしばしば過大評価され、過剰な反応を引き起こしやすい。実際には、科学者たちはすでにワクチンの開発と治療法の模索を始めており、感染状況は一部の人々が想像するほど深刻ではない」と指摘。

　「中国の新型肺炎対策は称賛に値する。中国の科学者は迅速にウイルスを識別し、DNAシークエンシングを行い、クイックテスト用試薬を開発したうえ、国際社会と共有した。このおかげで、新型肺炎対策の国際衛生協力は非常に大きな進歩を得た。また、中国は授業再開の延期など有効な措置を迅速に講じた。これは世界の他の場所では想像できないことだ。新型コロナウイルスによる肺炎対策ほど、世界が迅速に行動したことはこれまでなかった」とした。

中国の人民と世界の人々のための戦「疫」

先ごろ、世界保健機関（WHO）が何度か続けて開い
た新型コロナウイルス感染による肺炎に関する記者会見
で、WHOのテドロス事務局長は中国の状況について聞
かれた際、常に次の2点に言及している。1点目は中国
の感染拡大阻止の措置は「強い印象を残す」ものである
こと、2点目はテドロス事務局長が中国の感染拡大阻止
と勝利を信じているということだ。これは、国連専門機
関であるWHOが、中国の感染拡大阻止の取り組みを極
めて高く評価し、十分に信頼しているということを示し
ている。
　短期間で迅速に火神山医院と雷神山医院を建設し、ネ
ットで多くの人が工事の過程をモニタリングするなかで、
「中国スピード」は世界にその比類ない工事能力を示し
た。そして、中国の科学研究者はウイルスを迅速に分離
し、遺伝子配列のシークエンシングを行って世界と共有
し、彼らの示した「答案」は驚くべき難関攻略力を示し
た。また、中国全土が一丸となり、湖北省をほかの省が
支援し、膨大な数の一般市民が共に予防・抑制に取り組
む様子は、中国の強大な指導力と組織力、手配力を示し
た。中国の戦「疫」は、中国のスピードと力、自信を体
現し、さらには中国の世界に対する責任感をも体現した。
　「中国の多くの措置は感染状況対応の新たな手本とな

っていると言っても、いささかも大げさではない」や、「もし中国でなければ、世界の新型コロナウイルス感染による肺炎への対応状況はさらに深刻だっただろう」、そして「WHOは今後も中国の感染予防・抑制の能力に対して十分な信頼を寄せていく。透明性と世界の人々を守ることに対する中国の公約を私はまったく疑っていない」など、テドロス事務局長が連日公の場で行っているこうした発言は、国際社会で主流となっている声を代表している。多くの国の政治家らも態度を表明し、中国の戦「疫」に声援を送っている。感染拡大という状況を前にして、世界は運命共同体とは何かを明らかにしつつある。

　中国の新型コロナウイルス感染による肺炎対策は多くの国や機関、友好的人物らから支持され、サポートされており、これについて我々は大変感謝している。しかし一部には、共に感染拡大と闘うという大局を乱す恥ずべき行為があることも指摘せざるを得ない。WHOは、中国が関連データと情報を誠実な態度で共有し、感染の実際状況を率直に報告し、WHO事務局長が中国の戦「疫」能力と進展に楽観的な態度を示しているにもかかわらず、一部の高所得国はデータと症例を十分に提供せず、依然として過剰な反応を示し、さらには今回の件に

かこつけ、言いたい放題なことをしているとはっきり指摘している。世界各地で感染拡大をきっかけにして起きている人種差別は、真の意味での世界運命共同体の構築は依然としてその任が重く、道は遠いことを我々に示唆している。

中国全土に働きかけ、全面的に配置し、迅速に反応し、最も強力で最も厳格な予防・抑制措置を取り、その多くの措置は「国際保健規則」（IHR）の規定をはるかに上回っている。そして公開・透明・責任ある態度で、WHOや国際社会に迅速に報告し、ウイルスのデータを共有する。中国の戦「疫」は、中国人民のためだけではなく、世界の人々のためでもある。

中国のすべての努力は、良識ある目には中国の世界に対する責任ある行動だとはっきり映るはずだ。

我々は中国の着実な
新型肺炎対策を見た

「あなたはなぜ、中国への称賛を繰り返すのか。中国側の求めによるものか？」

スイス・ジュネーブの世界保健機関（WHO）本部。現地時間２月12日夜、新型コロナウイルスによる肺炎の研究会合後の記者会見で、西側の記者がテドロス事務局長にこのような質問をぶつけた。

新型肺炎が発生してから、中国は速やかに力強い措置を講じた。苦しい努力を経て、感染状況には前向きな変化が生じ、感染阻止の取り組みは前向きな成果を上げている。WHOと多くの国々はこれを十分に認め、高く評価している。だが特定の国は新型肺炎の問題を自らの目的に利用し、行き過ぎた反応をしている。一部のメディアは脅威を誇張し、パニックを引き起こし、さらには白を黒と言い、いわれなき非難を加えている。この質問がその一例だ。

テドロス事務局長は事実に基づき回答し、「中国は記録を塗り替えるスピードでウイルスを分離し、DNAシークエンシングを行うと共に、直ちにWHOと共有した。これは他の国々がウイルス検査ツールを開発する助けになった。検査ツールがなければ、感染症例がおろそかにされ、感染が拡大しただろう」と述べた。

テドロス事務局長は中国とドイツ保健当局が緊密に協

力し、ドイツ国内の新型コロナウイルス感染を速やかに識別し、隔離したケースに再び言及。「中国の公開性と透明性と責任ある措置によって、ドイツは直ちに行動を取り、ウイルスの蔓延を阻止することができた」と述べた。

「中国の得た称賛は名実相伴うものだ。我々は中国の着実な感染阻止の行動を見た」。テドロス事務局長は「まさにこのホールで、WHO執行理事会の第146回会議で、ほぼ全ての加盟国が中国を称賛した。武漢のような都市で大規模な行動を取るのには代価を伴う。経済的代価を含めてだ。英国の代表は『我々は中国の行動を称賛する。これは英雄的な行動であり、そのために我々もさらに安全になった』と述べた」とした。

テドロス事務局長は「いくつかの国々を公に称賛するのには2つの目的がある。1つは、こうした国々に引き続き正しい行動を堅持するよう促すため。もう1つは、他の国々がこうしたやり方を参考にし、学ぶことにつなげるためだ。中国の着実なやり方は称賛されるべきだ」と強調。

使命を共に引き受け、
文明の光を一層輝かせる

国際社会は新型コロナウイルスによる肺炎対策で団結・協力すると同時に、公衆衛生分野の国際協力を強化する長期的な策を考えてもいる。2月11日と12日に世界保健機関（WHO）はジュネーブで新型コロナウイルスに関する研究会合を開く。世界の科学研究力を調整し、早期により有効な診療プロトコルを探り、安全で有効なワクチンを開発するためだ。国際的に懸念される公衆衛生上の緊急事態を前に、グローバル・ガバナンスを整備・強化し、世界共通の利益をしっかりと保障し、増進することは国際社会共通の責任であり使命であるはずだ。

　感染拡大によって一国のガバナンスのシステムと能力が大きく試されるだけでなく、グローバル・ガバナンスのシステムと能力も検証される。近年発生した数件の国際的に懸念される公衆衛生上の緊急事態は、例外なしに各国が協力精神を発揚して、共同で対策を取ることを必要とした。今回の新型肺炎の感染状況は、グローバル化の時代において、一国主義と保護主義は世界の利益にかなわず、自国のみを顧みて他国を顧みないやり方では自らを完全に守ることはできないのであり、ただ団結・協力し、肩を並べて前進することこそが、最大限に各者の利益、共通利益を守ることのできる正しい選択であることを、改めて人々に示した。

利害が一致し、運命を共にする各国は人類運命共同体の価値理念に従うのが当然だ。新型肺炎が発生して以来、中国は国を挙げて行動し、上から下まで心を一つにし、全力で対処している。中国政府の講じた積極的、効率的で公開性と透明性ある措置は、世界全体と地域の公衆衛生上の安全を守るうえで重要な貢献ともなった。新型肺炎の前に中国は、力を集中して大事業を成し遂げる制度的優位性だけでなく、人類共通の利益を重視する価値志向を示した。

　人類運命共同体という大勢に順応し、世界に責任を負う行動を取ることが、新型肺炎が発生して以来世界で普遍的に見られる現象となっている。「山川異域、風月同天」（山川、域を異にすれども、風月、天を同じうす）「豈曰無衣、與子同袍」（豈に衣無しと曰はんや、子と袍を同じうせん）。こうした温もりは、数十カ国・国際組織から中国に寄せられた寄付金や大量の医療・防疫物資に具体的に現れているだけでなく、「がんばれ中国」「がんばれ武漢」という掛け声の世界的共鳴にも具体的に現れており、差別やレッテル貼りが起きた時に直ちに上がる正義の声、事実と異なる情報が生じた時に直ちに事実について明確な説明がされることにも具体的に現れている。心温かい行動はその大小に関わらず、いずれも人類

共通の利益のために責任を負うという価値志向を示し、人類運命共同体を構築するポジティブなエネルギーを集めるものだ。

　もちろん、公衆衛生上の突発事態を前に、グローバル・ガバナンスはいくつかの弱点を露呈してもいる。圧倒的多数の国々がWHOの専門的で権威ある提言に従い、冷静、科学、理性を保つ中、特定の国は過激な反応をし、行き過ぎた対応措置を講じている。特定の国や一部の人の思考はまだ時代の前進の歩みに追いついておらず、グローバル・ガバナンスにはまだ強化と整備を要する部分があることを、これは物語っている。正にWHOのテドロス事務局長が指摘したように、感染症のコントロールにおいては、疾病が突然流行し、政府が憂慮している時には各国が大量の資源を投入するが、感染症が終息すると、資源はまた相当乏しくなる。この意味において、今回の新型肺炎は全世界に共に考えるべき国家ガバナンス、さらにはグローバル・ガバナンス上の難題を再び突き付けた。いかにして感染症の監視と抑制をしっかりと続けるか、いかにして不測の事態に対して十分な医学的準備・供給をするかだ。今年創設75周年を迎える国連は、すでに人類の将来に関するグローバル対話を発起している。新型肺炎との戦いについて考えることで人類社会に

もたらされる啓示は、グローバル・ガバナンスの革新・改革を計画する際に考える必要のある重要なものであるはずだ。

　人々は経験を総括し、感染症との戦いの中で凝集された世界の力を大切にする必要がある。また、不足点を直視し、問題解決の道を共に探る必要がある。同舟相救い、共に助け合い、団結協力し、共に発展することは、人類史の大河において輝きを増していく文明の光だ。運命を共にし、肩を並べて前進し、手を携えて感染症と戦えば、必ずや人類文明の光と人類運命共同体の構築に新たなエネルギーを加えることができる。

世界の国々が
共に困難を担うべき時

新型コロナウイルスの感染による肺炎の拡大は世界各国の人々の心に影響を及ぼしている。感染拡大を前に、人類は運命を共にしているのであり、団結・協力し、命を守る力を共に形成する他にないことを、良識は人々に告げている。

　世界は中国の行動を高く評価し、中国のパワーを口々に称賛している。中国は上から下まで心を一つにし、一体となって連動し、共に予防・抑制に取り組み、公開性と透明性のある責任を負う姿勢で感染状況に関する情報を速やかに国内外に公表し、各者の懸念に積極的に応じ、国際社会との協力を強化している。スペインのウェブサイトが指摘したように、力を集中して大きな事に取り組む中国の制度的優位性が、感染拡大を迎え撃つ戦いにおいて十分にはっきりと示されたのだ。14億中国人民の一致団結した決意と行動は、地域と全世界の公衆衛生の安全を共に守るうえでの貢献ともなっている。

　すでに50カ国余りの70人以上の政界要人及び20近くの国際組織のトップが書簡その他の方法を通じて、新型コロナウイルスの感染による肺炎の感染拡大を迎え撃つ中国側の努力を積極的に評価し、支持し、武漢と中国に声援を送っている。韓国、日本、英国、フランス、トルコ、パキスタン、カザフスタン、ハンガリー、イラン、ベラルーシ、インドネシアの11カ国及び国連児童基金

128

（ユニセフ）の寄付した感染対策物資はすでに中国に到着し、ロシア、ベトナム、ドイツなど各国政府も次々に防疫・医療物資を寄付している。ドイツの中高生は中国語の歌『譲世界充満愛』（世界を愛で満たそう）を斉唱し、中国に友好的な日本人は「山川異域、風月同天」（山川、域を異にすれども、風月、天を同じくす）との心からの言葉を記した。無数の感動的な瞬間の一つ一つが例外なく真心を語る交流と運命を共にする物語であり、「我々は皆家族」との思いを示している。

　グローバル化したこの世界においては、国際社会のどのメンバーも世界的な公衆衛生上の事態の外に身を置くことはできない。ウイルスは人類共通の敵であり、感染拡大を防止・抑制・阻止するこの戦いにできるだけ早く勝つことは世界共通の目標だ。現在、世界に必要なのはやかましく騒ぐことでも、心の狭い者による偏見と差別でもなく、ましてや無闇にレッテルを張り、意図的に歪曲する西側の一部メディアによる不義の行いでもない。団結して善行をすることこそが主流である。正に前国連事務総長でボアオ・アジアフォーラム理事長の潘基文氏が言うように、感染拡大を阻止する今回の戦いに勝利を得た時、歴史が銘記するのは中国の特色ある社会主義の制度的優位性だけでなく、手を携えて協力し、危機に対処した各国共通の責任感でもあるのだ。

苦難に共に打ち勝ち、中国は世界と共にある。2003年のSARSを経験し、「ウイルスハンター」と呼ばれる米コロンビア大学のリプキン教授は中国と厚い友情を結んでいる。今回リプキン教授は再び訪中し、中国と手を携えて感染拡大を抑え込んでいる。2014年に西アフリカでエボラ出血熱が突如大流行した時、中国は直ちにアフリカ諸国の呼びかけに応じて率先して行動し、急遽支援に駆け付けた。今回は南アフリカのU-Mask社が中国に医療用マスクを寄付し、コートジボワールのサッカー選手ヤヤ・トゥーレが武漢を応援する動画を作成し、アフリカ最大の銀行の職員1万人以上が赤い服を着て中国への支持を表明した。苦難を共にする。これは危険と試練を前にして世界の取るべき態度であり、人類運命共同体意識の発揮する強大な感化力でもある。

　運命が相連なっているゆえに、人々の心は通じ合う。世界の視線は武漢に向けられている。火神山医院と雷神山医院がただ数日で完成した奇跡に世界は驚いた。人々は中国のスピードと効率に賛嘆し、当たるべからざる勢いの中国のパワーを信じている。

　正に困難を共に担う時、世界各国の人々は中国とともに立ち上がることを選んだ。人類がウイルスに敗れることがあってはならない。心を一つにして感染拡大を迎え撃てば、必ずや最終的な勝利へとつながる。

感染症と戦う中国の政府と
国民は世界からも高く評価

新型コロナウイルスによる肺炎が発生して以来、国際社会では団結・協力し、共に困難を克服するというメインストリームの声が日増しに高まっている。だが、一部メディアからは耳障りな声も度々上がっている。米紙ウォール・ストリート・ジャーナル（WSJ）がその一例だ。同紙は先般掲載した論説で、新型コロナウイルスによる肺炎と戦う中国の政府と国民の努力を中傷する姿勢を示した。編集者は人種差別的色彩を明らかに帯びた見出し「中国は真の『アジアの病人』」までつけた。耳目を驚かそうとしたようだが、実際には人間として守るべき一線を踏みにじったのだ。

　国際社会の良識ある人々からは、激しい非難の声が次々に上がっている。2月25日までに、ホワイトハウスのウェブサイトには、中国を侮辱する記事を掲載したことについて、同紙の正式な謝罪と記事の撤回または見出しの変更を求める署名が11万5000筆以上集まった。「人種差別は容認すべきでない」。請願の最後の言葉は、署名者達の揺るぎない立場を表明している。同紙の社員53人もこのほど管理職に宛てた書簡で、記事の見出しの変更と謝罪を求めた。彼らは「これは編集の独立性の問題では決してなく、報道と論説の違いの問題でもない。これは間違った見出しであり、中国人を含む多くの人々

を怒らせた」と指摘した。同紙の人種差別的行為に対して、読者と専門家らは幅広く認識を共有しているのが分かる。中国側と国際社会が同紙に過ちを正す措置を講じるよう求めるのは、完全に筋の通ったことだ。だが同紙はこうした正義の声を取り合わなかったうえ、社説で詭弁を弄した。態度は傲慢で論理は混乱しており、同紙が道理と正義に背き続けていることを世界にさらに見せつけた。

「大手メディアがこのような考えを示すことで、世界にさらに多くの恐れと焦り、そして中国人その他アジア人に対する一層の敵意を引き起こしうる。これは極めて有害で間違ったことだ」。米カリフォルニア大学バークレー校のキャサリン教授のこの言葉は、同紙の行いの真の危険性を的確に指摘している。感染症に対しては、人種も国境も関係なく世界保健機関（WHO）の呼びかけるように団結して、共に戦うべきだ。人種差別を煽り、中国を侮辱する言論をまき散らすのは、感染症との戦いに貢献している人々を傷つけるだけであり、国際社会にパニックをもたらし、共同の努力を破壊するだけだ。このような記事と見出しは、事実の描写ではなく、事実の歪曲であり、メディアを通じて公共の利益を傷つけるものであり、メディアの傲慢さと偏見を露呈するものだ。

感染症と戦う中国の政府と国民の頼もしい行動は、世界的規模で幅広い尊敬を勝ち取っていることに目を向けるべきだ。これは中国を中傷し、中国のイメージを悪くするいかなる手口によっても変えられない事実だ。新型コロナウイルスによる肺炎の発生後、中国は全国の力を挙げて、自国民の生命の安全と身体の健康を全力で守っただけでなく、感染の世界への拡大を有効に阻止し、全世界の公衆衛生上の安全のために貢献してきた。WHOの新型コロナウイルス肺炎合同専門家チームの外国側トップを務める、WHO事務局長上級顧問のブルース・エイルワード氏は現地視察後に「我々は武漢市民の貢献を認識すべきだ。世界は武漢に借りがある。新型肺炎が過ぎ去った時に、世界を代表して改めて武漢市民に感謝する機会が欲しい。今回の新型肺炎との闘いの過程において、中国の人々が多くの貢献をしたことを私は知っている」と感嘆した。また、グテーレス国連事務総長も「中国の人々は全人類のために貢献している」と強調した。

　報道であれ論説であれ、事実から乖離してはならず、ましてや文明として守るべき一線を破ってはならない。グローバル化の時代においては心を一つにして、協力して感染症と戦ってこそ、一層の合力を形成することができる。人種差別と偏見に固執し、「中国観」の歪んだメ

ディアは、感染症を自らの目的に利用し、連携して感染症と戦う国際社会の環境を破壊している。様々な差別的論調は、世界の正義の人々と正義感あるメディアの力強い糾弾に遭っている。「こうした差別的現象には反感を覚える」「感染拡大の阻止は、差別的行為の放任を意味するものでは断じてない」「差別、侮辱、偏見は疾病の制御に有害な影響をもたらす」。国際社会のメインストリームの声は、「人種差別」という痼疾の発作を阻止することが連携して感染症と戦ううえで当然のことであることを示している。

　色眼鏡をかけていては事実は見えない。理性と良識という正しい道を歩んで初めて、健全な世論環境、協力環境を築き、各者の共通利益を広げることができる。

新型肺炎を前に
道義を測る物差しがある

「防備は必要だが、過度に反応する必要はない。WHO
は各国にいかなる渡航・貿易制限措置も提言しない。
WHOは証拠に基づき人々の納得する措置を講じるよう
各国に呼びかける」。2月3日に開催された世界保健機関
（WHO）執行理事会の第146回会議で、テドロス事務局
長は専門的観点から現在すべきは何か、すべきでないの
は何かを明確に語り、パニックに陥らないよう呼び掛け
た。数10か国の代表が「中国の予防・抑制・診療措置
は模範的だ」と称賛し、「中国の人々と共にこの感染拡
大阻止の戦いに勝利したい」と表明した。パニックの広
がりが感染拡大よりも恐ろしく、自信を奮い立たせるこ
とこそが重要であることに疑いはない。

　報道によると、2009年に米国で発生した新型インフ
ルエンザ（A/H1N1）では163万2300人が感染し、28万
4500人が死亡して、致死率は17.4％にも達した。今回の
新型コロナウイルスの感染による肺炎は中国側のたゆま
ぬ努力の下、中国国内の致死率は約2.1％と、過去の他
の感染症を遥かに下回る。2月1日からは治癒した人の
数が死者数を上回り始めた。この感染症が制御可能、治
療可能であることは明らかだ。だが、WHOが不必要な
措置を講じて国際旅行を妨げる理由はないと明言し、中
国に対する渡航制限措置を主張せず、反対すらしたばか

りの時に、米側は中国への渡航に関する勧告を戦乱中の
国と同じ最高レベルに引き上げ、米国民の中国渡航を禁
止したうえ、過去14日以内に中国に渡航した外国人の
入国も禁止した。米側は最初に領事館職員を武漢から退
避させ、最初に大使館の一部職員を退避させる方針を打
ち出し、最初に中国国民の入国を全面的に制限すること
を発表した。米国土安全保障省の高官も今回の感染症に
ついて「米国民に対する全体的リスクはまだ低い」と考
えている中、米側のやり方が事実の基礎と科学的根拠を
欠いているのは明らかだ。米国の専門家も「米側は行き
過ぎた自信からパニックと行き過ぎた対応へと変わりつ
つある」「この措置は科学的根拠がなく、利点もない」
と考え、その「速やかな撤回」を提言している。

　感染症は全世界共通の敵であり、これを前に最低限の
同情と社会的に正しい道理を欠くことがあってはならな
い。だが不幸なことに、世界の正義のパワーが手を携え
て新型肺炎を迎え撃っている中、米国の一部の政治屋は
そこから政治的私利を得るのに忙しく、すでにその言動
は人類文明の守るべき一線を越えている。最初にロス米
商務長官が新型肺炎は雇用機会を米国に押し戻す助けに
なると公に発言。ポンペオ米国務長官も先日中央アジア
を訪問した際に新型肺炎を利用して中国と近隣国との関

係に公然と水を差した。さらにひどいことに、トム・コットン米上院議員は最近繰り返し中国を誹謗し、「中国を封じ込めろ」「全ての米国人は中国から逃げろ」とわめきたてている。コットンの発言を「新型コロナウイルスよりもずっと危険だ」と鋭く指摘する米国のネットユーザーも少なくない。

　感染症を前に、支援の手を差し伸べるのか、それとも人の危機につけ込んで追い打ちをかけるのか。これは根本的是非と大義の選択の問題だ。良識と正義は、理解・同情・支持・団結のパワーが最後には主流になると確信している。多くの国々や国際組織が現在、積極的に医療・防疫物資を調達し、中国に輸送している。中国に友好的な世界の多くの人々が様々な方法で中国の感染症との戦いに声援を送り、「がんばれ武漢」「がんばれ中国」の声が各地で上がっている。物的支援も心の支持も、心を一つにして共に困難を乗り越えるポジティブなエネルギーをはっきりと示している。これは互いに運命と苦楽を共にする人類社会のあるべき美しい光景だ。

　感染症を前にして、道義を測る物差しがある。

新型肺炎の予防・抑制に一致協力

新型コロナウイルスの感染による肺炎を前に、現在中国は国を挙げて上から下まで心を一つにし、人々の志によって城を成し、一連の積極的かつ有効な措置によって国際社会の広範な支持と称賛を得ている。各国の政界要人や各界の識者は、新型肺炎を迎え撃つ中国の努力に信頼と支持を表明するとともに、一致協力して早期に新型肺炎を打ち勝つよう国際社会に呼び掛けている。

　スペインのサンチェス首相は2月4日、在留中国人代表と首相府で会見した際、中国で新型肺炎が発生したことについて、中国の政府と国民への同情と支持を表明した。サンチェス首相は「中国政府の対策措置は迅速で力強い。新型肺炎の感染に早期に勝利する能力が中国側にはあると信じる」と表明した。ロシアのプーチン大統領は習近平国家主席に宛てた電報で、新型肺炎が中国の多くの家庭に苦痛と損失をもたらしていることに慰問の意を表し、全ての患者の1日も早い快復を祈った。また「習主席の指導の下、中国側の講じている断固たる措置は必ずや新型肺炎の感染拡大を阻止し、損失を最小にまで減らすと信じている」と表明した。ナイジェリアのブハリ大統領は「新型肺炎の拡散と蔓延を抑え込むための中国の努力は模範といえる。新型肺炎の感染拡大を防止し、抑制し、阻止する戦いに勝利するのは時間の問題に

過ぎないと信じる」と表明した。

　中国は世界第2の経済大国であり、新型肺炎が中国経済の発展にとって打撃となるか否かに、国際社会は注目している。国際通貨基金（IMF）と世界銀行という二大国際機関は先日相次いで、中国の講じている新型肺炎の感染拡大を防止・抑制する一連の措置を評価したうえ、中国経済の将来性への信頼を表明した。世界銀行は2月3日、「中国政府には新型肺炎に対処するのに十分な政策空間がある。また、相当大規模な流動性を市場に与えた。こうした措置は新型肺炎が経済成長に与える影響を緩和する助けとなる」と指摘した。IMFのクリスタリナ・ゲオルギエヴァ専務理事はSNS上で「ここしばらくの間に中国政府が新型肺炎の対策面で講じた、財政、通貨、金融分野を含む措置をIMFは支持する」と表明。「中国経済は引き続き極めて強い強靭性を示している。我々はこの事への信頼に満ちている」と表明した。

　グローバル化の時代において、各国の運命は緊密に結びついている。感染症の流行は人類共通の敵であり、公衆衛生上の危機を前に、各国が連携して対処し、困難な局面を共に克服することこそが有るべき筋道だ。遺憾なことに、一部の国々では中国の新型肺炎の感染状況に対してデマやパニック感情が生じており、中国人を差別し、

排斥する現象すら生じている。これについて、国連のグテーレス事務総長は２月４日の記者会見で「目下、新型肺炎の感染状況は急速に進行している。こうした厳しい状況の中では、人々への差別、人権侵害、スティグマタイゼイションといった行為が時として生じうる」と懸念を表明。非感染者やウイルス感染者への関心を強化し、彼らが侮辱されたりスティグマタイズされるのを防ぐよう国際社会に呼び掛けた。シンガポールのリー・シェンロン首相も最近「中国は新型肺炎の一層の感染拡大を防ぐべく全力で当たっている。中国排斥ムードは防疫の取り組みにとって無益だ」と指摘。「今回の新型肺炎は公衆衛生上の事態であり、国と人種の間の問題ではない。各国は中国と心を一つにして協力する必要があり、そうしてこそ試練を共に克服できる」とした。

　ペスト、コレラ、SARS、エボラなど様々なウイルスとの人類の戦いは、ウイルスに打ち勝つには国際社会が手を携えて一致協力する必要があることを繰り返し物語っている。国際感染症学の分野で「ウイルスハンター」の異名を持つ米コロンビア大学のリプキン教授は先日の取材で、今回の新型肺炎の感染拡大を防止し、抑制するための中国の積極的な措置を十分に評価。「科学に国境はない。とりわけグローバル化の時代においては、各種

144

感染症の脅威に積極的に対処し、予防することは各国の科学者に共通の使命だ」とした。また「WHOが提言したように、新型コロナウイルスの感染による肺炎に打ち勝つ唯一の方法は、全ての国々が団結と協力の精神に基づき共に努力することだ」と表明した。

団結・協力が必然的な流れ

公衆衛生上の危機を前に、各国は団結・協力し、困難な局面を共に克服するべきだ。新型コロナウイルスの感染による肺炎が発生して以来、国際社会は団結・協力することの重要性への認識を日増しに深めている。2月4日に国連のグテーレス事務局長は、一致団結して、中国その他新型肺炎の影響を受けているとみられる国々への強い支持を表明するよう国際社会に呼び掛けた。世界保健機関（WHO）のテドロス事務局長も同日、新型肺炎の感染に関する情報を正確に共有するよう全ての加盟国に呼び掛けるとともに、「団結」という言葉を3回口にして、団結・協力してこそ新型肺炎の感染を終息させられるとの考えを示した。人民日報が伝えた。

　団結・協力するには、まずWHOが今回の新型肺炎の感染を「国際的に懸念される公衆衛生上の緊急事態」と宣言したことの意味を正確に理解する必要がある。近年、WHOは「国際的に懸念される公衆衛生上の緊急事態」を数回宣言した。この認定は、感染症に対処するために国際的なリソースをより多く動員する狙いがある。WHOは同時に、各国の行動を調整し、不必要で過剰な措置は取らないよう呼びかける提言を行った。WHOは、一部の国が講じている貿易や渡航の制限措置は恐怖感を高めかねず、公衆衛生にとってほぼ利点はないとの認識を示し、制限措置を講じた理由について関係国に明確な

説明を求めるとした。国際社会はWHOの専門的で権威ある提言を尊重し、新型肺炎対策の協力に尽力すべきだ。

　新型コロナウイルスの感染による肺炎が発生して以来、中国政府は一貫して人々の健康に強く責任を負う姿勢で、最も全面的かつ厳格な感染拡大の防止・抑制措置を講じてきた。その多くの措置は国際保健規則（IHR）の要求を遥かに上回るものであり、WHOから「感染症流行対策の新たな基準を設けた」と称賛された。報道によると、2009年に米国で発生した新型インフルエンザ（A/H1N1）では163万2300人が感染し、うち28万4500人が死亡して致死率は17.4％にも達した。今回の新型肺炎は中国側のたゆまぬ努力の下、現時点で中国国内の感染者の致死率は約2.1％と、過去の他の感染症を遥かに下回っている。2月1日からは治癒した人の数が死者数を上回り始めた。WHOの2月3日の報告では、中国以外の感染者数は世界で計153人であり、中国国内の感染者数の1％に満たず、「パンデミック」には当たらない。中国が示しているのは、正に団結・協力のパワーだ。中国側の努力があったからこそ、他国への感染拡大を効果的に防止できたことを国際社会は一致して認めている。

　ウイルス感染に国境はなく、感染症は人類の直面する共通の試練だ。だからこそ、「国際的に懸念される公衆衛生上の緊急事態」が発生するたびに、国際社会が団

結・協力して感染症の流行を迎え撃つ感動的な情景が繰り広げられるのだ。2014年にアフリカでエボラ出血熱が流行し始めた時、国際社会は急遽支援に駆け付けた。中国は最初にチャーター機で緊急救援物資を輸送し、最初に医療チームを現地に派遣してエボラ出血熱の流行と戦い、一致した称賛を得た。新型コロナウイルスの感染による肺炎が発生し始めると、多くの国々や国際社会が様々な方法で中国への支持と援助を表明した。国際社会の友人は「中国の困難は私たちの困難」という心の声を伝えるかのように、例えばアラブ首長国連邦（UAE）ドバイの超高層ビル「ブルジュ・ハリファ」などの建築物を「チャイナ・レッド」にライトアップし、人口わずか130万人の赤道ギニアは中国政府に200万ドルを寄付し、各国の民衆や企業は医療・防疫物資を積極的に寄付し、輸送した。これらはいずれも人類が運命と苦楽を共にしていることの生き生きとした現れだ。

　「ウイルスの影響を受けている中国の人々と世界各地の全ての人々は、世界があなた方と共にあることを知る必要がある」。WHOは現在、国際社会が団結・協力し、同舟相救う後押しをすべく尽力している。互いに融け合い切り離せないこのグローバル化の時代においては、共に努力して感染症の拡大を有効に抑え込んでこそ、各国共通の幸福を守り、人類共通の平穏をもたらすことができる。

150

理性的対応の声を伝える

新型コロナウイルスによる肺炎の感染状況を国際社会は連日注視している。国際組織、外国政府、専門家、学者、メディアの一部は行動を起こし、理性的な対応を呼びかけ、人々が事実を知り、落ち着かせる手助けをしている。

　国連のグテーレス事務総長は2月4日、新型肺炎を迎え撃つ中国の努力を十分に評価したうえで、国際社会に対して一致団結し、差別的行為を避けるよう呼びかけた。グテーレス事務総長は年頭記者会見で「新型肺炎の感染拡大を前に、中国は多大な資源を動員して対処している。国連は中国の努力を十分に評価している」と述べた。

　世界保健機関（WHO）のテドロス事務局長は先日「デマや誤った情報が広まるのを阻止する」ことを提言し、「各国は事実でない言論についてきちんと説明し、引き続きWHOと情報を共有し、団結・協力して感染症に打ち勝つべきだ」との見解を示した。

　WHOは2月4日の記者会見で「WHO感染症情報プラットフォーム」の設置を発表した。WHOで世界的感染症対策チームのトップを務めるシルヴィ・ブリアン氏はこの情報プラットフォームについて、企業、メディア、人々に感染症関連の情報を得る新たなルートを提供するものだと説明した。

イタリア保健省は2月4日、新型肺炎の感染状況に関するSNS上のフェイクニュースを抑え込むことでツイッター社と合意に達したことを発表。ロベルト・スペランツァ保健相は「情報の広がりに対して正しい管理を行い、フェイクニュースを打ち消さなければならない」と表明した。

　シンガポールのリー・シェンロン首相は「政府は感染状況に関する情報を各種チャンネルを通じて直ちに公表する。国民は政府のSNSと大手メディアから最新情報を得る必要がある。デマは自壊する」と述べた。

　カンボジアのフン・セン首相は感染状況をありのままに報道して、SNS上のフェイクニュースを打ち消すようジャーナリストと大手メディアに呼び掛けた。カンボジア保健省は連日様々な手段で感染状況に関する知識を民衆に広め、その情報識別能力を高めている。

　タイ国家観光局は専門の危機対処センターを設置することで、観光業と関係する感染状況情報をコントロールし、直ちに対応して国民の認識を誘導している。

　米国のSNSでは、「ドクター・マイク」として有名なミハイル・ヴァルシャフスキー氏が数百万人のチャンネル登録者を得ている。同氏は先日、「新型コロナウイルスに関する真相」と題する科学知識普及動画を制作。感

染症について、信頼できる良い機関から情報を得るよう呼びかけた。「感染症に対しては警戒し続ける必要があるが、焦ってはならない」。記事送稿の時点で、この動画の再生回数はすでに480万回近くに達していた。

　ベルギー・ルーヴェン大学のマーク・ヴァン・ランスト教授（微生物・免疫・臓器移植学）は本紙取材に「全面的で正確な情報は世界の科学者が感染症を正確に判断する助けとなり、対策に貢献する。中国の科学者が新型コロナウイルスの遺伝子配列を国際社会と共有したのは重大な貢献だ」と述べた。

　米ナショナル・パブリック・ラジオ（NPR）のウェブサイトは「新型コロナウイルスは物体表面での生存能力が弱く、環境温度下で数日間または数週間の輸送を経た後には、製品や包装を通じて感染するリスクは非常に低くなる」と説明した。米国のオンラインニュースサイトVOXは感染状況について特集を組むとともに、WHOの情報を引用して「新型コロナウイルスはパンデミックに変わる」などの見解を否定し、中国が迅速な行動を取って感染拡大を抑制していることを評価した。

　米ニューヨーク大学ランゴンメディカルセンターのアーサー・キャプラン教授（生命倫理学）は「事実でない情報がインターネット上に溢れている。多くの見解には

エビデンスの支えや科学的根拠がない。こうした中、メ
ディアと学者は非常に重要な役割を演じている」と指摘。
「SNSは事実でない情報を見分ける必要がある。学者も
科学的根拠のある見解を分かち合う必要がある。そうし
てこそ、人々がより良い判断をする助けとなる」とした。

世界経済の共同発展に
新たな貢献が可能

中国は現在、時間と競うようにして新型コロナウイルスと闘っている。感染の予防・抑制をしっかりと行うことは、中国の人々の生命の安全と健康、そして中国経済と社会の大局の安定に直接関係し、中国の対外開放と関わってくる。連日、中国は感染状況が深刻な地域の予防・抑制に集中的に取り組み、その他の地域での予防・抑制をしっかり行うと同時に、改革発展の安定に関する措置についても統一的に計画し、しっかりと取り組んでいる。各方面が前向きな効果を上げていることで、中国経済にはさまざまな不確定性に対応できるだけの十分な強靱性があり、長期的に好転するという中国経済の基本的側面に変わりはないということを、国際社会は十分に認識するようになっている。

　感染状況と経済の下振れ圧力への対応において、中国には十分な政策的余地がある。中国人民銀行（中央銀行）と財政部（省）、中国銀行保険監督管理委員会、中国証券監督管理委員会、国家外貨管理局は連名で30項目の措置を打ち出し、感染予防・抑制と実体経済に対する金融機関による支援の作用を発揮した。2月3日と4日には、中央銀行が予想を上回る公開市場操作を行い、2日間で累計1兆7千億元（1元は約15.71円）を供給し、感染予防・抑制という特殊な時期における銀行体系の流

動性の合理的余裕を維持し、この措置を通じて、反循環調整に力を入れるというシグナルを発して、市場期待を安定させた。中国の各地で積極的な働きかけと手配が行われ、現在重点企業の営業・操業再開が秩序良く進められている。世界銀行は、「中国には感染を予防・抑制し、経済の強靱性を維持する政策的余地があると信じる」とする声明を発表した。国際通貨基金（IMF）のゲオルギエバ専務理事は、中国経済には引き続き「極めて強い強靱性」がみられ、これに対し「十分な信頼」を寄せているとした。

　長期的に好転し発展するという中国経済の趨勢が変わることはない。新型コロナウイルスによる肺炎の流行は一時的なものであり、それによる影響も一時的だ。客観的、全面的、弁証法的に中国経済を見れば、中国には依然としてリスクの試練に対応するに足る能力があることが分かるだろう。中国の経済総量は100兆元近くに上り、1人あたりGDPは1万ドル（1ドルは約109.77円）を超え、14億人の人口を抱える市場、9億人の労働力、4億人以上の中所得層、そして1億7千万人の高学歴で専門スキルを備えた人材資源を有している。中国経済の基本的側面を支える多くの要素は、ウイルスの来襲ぐらいで瞬時に瓦解してしまうようなものでは決してないことに

注意を向けるべきだ。

　経済グローバル化の時代において、各国の運命は密接につながっており、中国が直面している難関は世界が直面する難関でもある。国際金融市場は毎日感染状況の情報によって変動し、各国の産業界は感染拡大によって一時的に抑えられた生産能力や消費需要が早急に回復することを待ち望んでいる。中国は世界第2のエコノミーであり、グローバル産業チェーンにおいて欠かすことのできない重要なパートでもある。中国がすべての力を動員して感染拡大を阻止すると同時に、最大限の努力を払って生産を秩序良く回復させていくことは、まさにこの重要な時期における世界経済への重要な貢献となる。

　中国の感染予防・抑制と感染拡大阻止は重要な時期を迎えている。それは国際社会のメンバーが互いに助け合い、共に困難な局面を乗り越えることをとりわけ必要とする重要な時期でもある。注意を向けるべきは、いかなる中国経済衰退論を唱える声も、困難にある世界経済をさらに苦しめることにほかならない、という点だ。WHOの「中国の感染予防・抑制はすばらしい。いかなる中国への渡航や貿易の制限措置にも反対する」という専門的な主張は尊重されるべきだ。グローバル・サプライ・チェーンの各パートにある各国の市場主体が、中国からの

輸入商品・サービスと中国への輸出商品のためにより多くの貿易利便性を提供することは、その国の利益に合致するだけでなく、世界各国の共通利益にも合致する。

　今回の感染拡大が中国経済を瓦解させることはないし、中国の発展の歩みを妨げることなどなおさらない。世界のウォッチャーたちはおしなべて感染拡大が収束した後に中国経済は力強い回復をみせると予想している。その力強い回復は、世界経済が共に発展し、質の高い発展を遂げるために必ずや新たに、より大きく貢献することができるに違いない。

Ⅲ
中国と日本

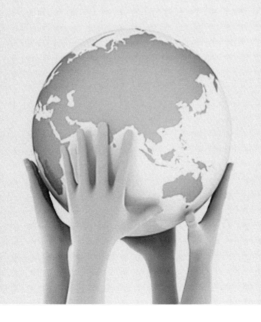

新型肺炎に国を挙げて
中国と共に戦う

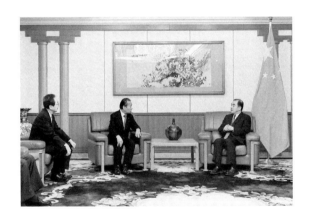

2月7日、孔鉉佑駐日大使は日本の与党自民党の二階俊博幹事長、公明党の斉藤鉄夫幹事長と会見した。自民党の林幹雄幹事長代理、小泉龍司国際局長、公明党の谷合正明国際委員長および中国大使館の倪健・公使参事官、聶佳・参事官らが同席した。

　二階幹事長は次のように述べた。日本は中国の新型コロナウイルス肺炎感染を自らのこととして受け止め、謹んで心からお見舞いを申し上げる。中国は現在、感染予防抑制に積極的に努力している。われわれはよく、まさかの時の友は真の友と言います。日本は国を挙げて、全力で中国にあらゆる支援を行い、共に感染と戦う用意が

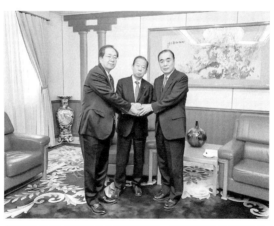

（写真左から）斉藤鉄夫公明党幹事長、二階俊博自民党幹事長、孔鉉佑駐日大使

ある。日中両国が団結して協力すれば、できないことは何もないと信じている。われわれは必ず感染に打ち勝つことができる。二階氏はすでに12万着の防護服を集めたことを明らかにし、中国の湖北、浙江、広東などの医療機関に一日も早く送ることを表明した。

斉藤幹事長は次のように述べた。公明党として中国の感染状況に心からのお見舞いを申し上げる。中国の在留日本人の健康面の安全を守るための積極的努力に心からの感謝を表明する。私は二階幹事長の意見に完全に賛同する。日中両国が協力を強めるなら、必ず感染のまん延を阻止し、早期に感染に打ち勝つことができると信じている。

孔大使は両幹事長が見舞いと支持を伝えるため大使館を訪れたことに感謝し、また感染封じ込めのための中国の強力な措置とこれまでの成果を紹介し、次のように述べた。中国政府は常に人民の生命の安全と身体の健康を第一位に据え、習近平主席は感染の予防抑制を高度に重視し、何度も重要指示を出した。中国は今、国を挙げて、最も厳しい、最も徹底した措置で、感染と戦っている。われわれには今回の感染を予防、抑制、阻止する戦いに早期に勝利する能力も見通しもある。

孔大使は次のように述べた。重大な災害があるたびに

中日両国はいつも互いに見守って助け、同舟相助け合っている。感染発生を受け、日本の中央と地方の政府、与党、社会各界はいち早く見舞いの言葉を伝え、雪中に炭を送ると、極めて重要な時に支援に乗り出し、防疫のための大量の物資を提供し、中国の感染に対する戦いを全面的に支援している。われわれはこれを称賛し、感謝を表明する。日本との意思疎通と協力を強め、手を携えてこの難局を乗り切ることを願っている。

（中国駐日本国大使館）

168

株式会社ツムラ
加藤照和社長への
インタビュー

1月29日、孔鉉佑大使は株式会社ツムラの加藤照和社長と会見し、新型コロナウイルス感染肺炎との闘いに対する義援金500万円を受領した。

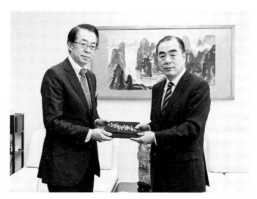

(写真左から) 株式会社ツムラ 加藤照和社長、孔鉉佑駐日大使

　加藤社長は新型コロナウイルス感染による肺炎に見舞いの意を表し、不幸にも亡くなった患者に心からの哀悼の意を表し、感染との闘いと予防・抑制に義援金が役立つよう希望した。

　孔大使はツムラの慈善行為に感謝の意を表し、党と政府の力強い指導のもと、日本人民と国際社会の支援により、中国人民は感染予防・抑制の阻止戦に必ず勝利できると信じていると表明した。

　ツムラの義援金は湖北省への防護マスク、防護服、医

療用ゴーグルなどの物資提供に充てられる。

　人民日報東京支局記者は、中国への寄付や今後の展望、新型肺炎と闘う中国への評価などについて、加藤社長にインタビューを行った。

　（以下、敬称略）

記者　こんにちは。人民日報東京支局の記者です。

　中国の武漢などで新型コロナウイルスを克服するため、加藤社長が中国大使館に500万円を寄付したという話を伺いました。中国人として、心から敬意を表するとともに、深く感謝申し上げます。

　今注目されている新型コロナウイルスについて、加藤社長の高見を伺いたいと思います。

　まず、御社はどのような趣旨で、寄付を決められましたか。

加藤　当社は漢方薬を製造・販売していますが、現在の当社があるのは中国の皆さまからのご恩無くして語ることはできません。1978年に当社の2代目会長が訪中し銭信忠衛生部長と会談させていただいて以来、生薬調達や共同研究を通じた友好の歴史を約40年にわたり脈々と続けてきました。私たちは「水を飲むとき、井戸を掘っ

た人のことを忘れてはならない」という中国のことわざ
を常に心に留めています。中国の人々の健康に貢献する
ことは、私たちにとって恩返しであると考え、今回の寄
付を決定しました。

記者　孔大使も紹介したと思いますが、現在中国は国を
挙げて対応しています。習近平主席をはじめとする中国
国家リーダーは会議を開いて、様々な措置を取りました。
また、各地から何千人の医者が武漢へ応援に行きました。
中国の医者たちも死を恐れず、救急しています。
　漢方薬品大手メーカーとして、御社は新型コロナウイ
ルスの対策のために、何か知恵をシェアできますか。

加藤　中国国家のリーダーの皆さま、ならびに治療の第
一線で自らの危険も顧みず治療にあたっておられる医療
関係者の皆様には、心より敬意を表します。現時点では
この新しい疾病に対する情報が、とくに民間企業である
私たちにはまだまだ不足しているため、社会にシェアで
きる有効な知恵は見つけられていませんが、今後もし当
社から提供できる情報があれば速やかに公表していきた
いと思います。

172

記者　中国の対応などについて、どのように思っていますか。現地の医療関係者に対して、何か励みの言葉をいただけませんか。

加藤　罹患された患者さまに対しては謹んでお見舞いを申し上げるとともに、このたびの弊社からの寄付が、微力ながら第一線で尽力されている医療関係者の皆さまの活動における安全の確保に役立ち、皆さまの励みになればと切に願っております。皆さまのご尽力により、必ずや疾患を早期にコントロールできることと確信しております。

記者　ご回答いただきありがとうございました。今後もぜひともよろしくお願いします。

苦境にあるときこそ
真の友情が試される

新型コロナウイルス肺炎の流行が世界各地に拡大している。パナソニックは、流行発生初期に、速やかに緊急対策本部を立ち上げた。本部長は津賀一宏社長が務め、「従業員の安全」「現地支援」「事業継続」の3つの柱で地域カンパニーであるパナソニック中国・北東アジア社（以下CNA社）を通じてパナソニックグループ全体で積極的にサポートを展開した。

　中国の人々と一緒に困難を乗り越えるようと、中国にいるCNA社の木間哲朗社長は考えた。「中国の改革開放と歩んできた41年余り、中国はパナソニックにとって重要な市場であるだけではなく、6万人の社員の家でもあります。われわれは『企業は社会の公器』の経営理念を実行して、社員の健康を確保する上で、全力を尽くして当社の技術で全国のウイルス対策の取り組みに貢献します」と表明した。

　中国政府が緊急対策を行って間もなくの1月25日、パナソニックチャイナは中国赤十字財団に対して医療マスク、防護服、ゴーグルなどの

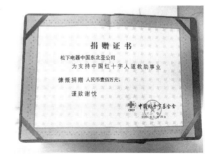

対策物資の購入費用に充てることができるよう100万元を寄付。チャイナスピードを極限まで発揮した。

　1月23日、武漢市の閉鎖前に、パナソニック エコシステムズ広東㈲は日本から緊急輸入した空間除菌脱臭機ZIAINO10台を武漢大学人民病院、武漢中心病院、武漢協和病院と武漢中山病院に寄付し、2月3日には、現地を支援するため、現地政府へ空気清浄機を100台寄付した。

　1月31日、最前線のマスコミ関係者がスムーズに取材展開できるよう、パナソニックシステムコミュニケーションズ社（中国）は24時間技術サポートとアフターサービス、遠隔サービスなどを提供。さらに、パナソニックのディーラーが20組の防護服と5ケースの医療用消毒用アルコールを購入、湖北テレビ局に寄付した。

　2月10日、中国華録・パナソニックAVCネットワークス㈲は、最前線で戦っている方々に敬意と支援の気持ちを表すため、大連市ハイテク区において水耕栽培した野菜を500セット寄付。

　2月17日、パナソニックAPエアコン広州㈲が広東省鐘南山医学基金へ、2月に新しく発売した松下健康エアコン100台を寄付。また、社員に対して疫病区への寄付金を募る活動を行った。

　2月21日、パナソニックチャイナは中華思源工事貧困

支援基金会を通じて湖北省6か所の新型コロナウイルス肺炎の指定療養施設に30ワットのパナソニック殺菌灯を300台寄付し、ウイルス対策に引き続き貢献していく。

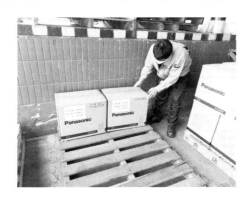

　資金、製品を寄付する以外に、パナソニックは自分の技術・サービスからも医療物資の生産における課題を解決している。

　1月24日、パナソニック　インダストリー中国有限会社は新型コロナウイルスの防疫に使用される呼吸器とウイルス検査機材に必要な重要部品、導電性ポリマーコンデンサの在庫不足を解決するため、1時間以内にグローバル調整を行い、わずか7日間で医療設備の製造場所に届けた。

　また、マスクマシンの生産効率を向上させ、パナソニック　インダストリーは取引先にパナソニックRTEXソ

178

リューションを提案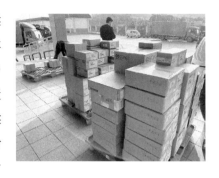
し、生産ライン全体
で安全、効率的かつ
スマートな自動生産
を実現させた。提案
を実施中に物資供給
が不十分な時に、す
ぐに内部からPLC設備の調整を行うと同時に、技術者
を速やかに現地駐在に派遣し、支援を継続した。また、
パナソニック インダストリーは保護服の熱シール、溶
接用熱風機の主要部品、温度測定機器用のP4コネクタ
などへの支援により、ハイスピードな防疫物資の生産を
サポートしている。

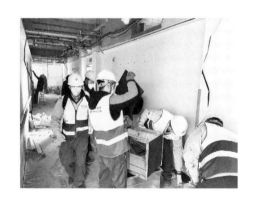

パナソニック溶接システム唐山㈲のロボットも湖北省、広東省、武漢市などに医療用ベッドと救急車の溶接作業で活躍した。また昨年、取引先に納入したロボットワークステーション、IoT搭載の溶接ロボットおよび約50台の350FR溶接機も北京小湯山病院の再建、集合住宅の溶接作業で貢献している。

　新型コロナウイルスの指定病院である大連市第六人民病院の病室負圧環境を改造している中、パナソニックの中国戦略パートナーである氷山グループは空気ダクトと保温機の設置工事を行った。パナソニックAP冷機システム大連㈲も緊急支援を行い、17名の社員を集めて円満に工事を完成した。

　新型コロナウイルスとの戦いがまだ続いている中、パナソニックは「企業は社会の公器」の経営理念のもと、風雨の中でも世間とともに歩み、苦境にあるときこそ真の友情が試されると信じている。

（パナソニック 中国・北東アジア社）

話題を呼んだ「チャイナ
ドレスのおじぎ少女」

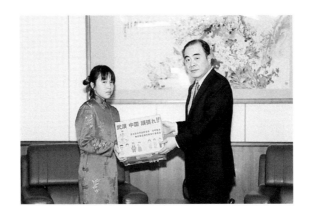

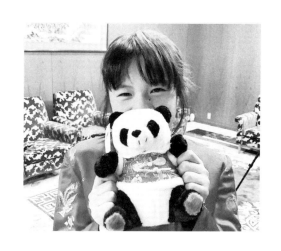

　2月13日、東京は数日前の寒さから一変、雲間から日が差す好天となった。この日午後、駐日中国大使館も心優しいゲストを迎えた。ネットで大きな話題を呼んだ「チャイナドレスを着ておじぎをする少女」が、「東京燈会満月祭」で集めた武漢への募金を手渡すため、母親に付き添われ、尾崎隆信「東京燈会満月祭」実行委員長らと共に大使館を訪れた。

　孔鉉佑駐日中国大使が彼らを出迎えた。少女は孔大使に会ったとたん、「こんにちは、私は小美（仮名）と申します。中学2年生です。きょう、皆さんの募金をお渡します」と話した。最近ネット上で話題を呼んだ「最も素晴らしい日本の少女」の名前に実際に「美」という字

があることがついに分かった。孔大使はゲストらとあいさつし、かわいらしいパンダのぬいぐるみを小美さんに手渡した。少女の「かわいいね」という一言で、その場にいた全員が笑顔になった。

　孔大使はゲストらに着席を促すと、厳粛な面持ちで次のように話した。皆さん、そして肺炎とたたかう中国人民に関心を寄せ、支持してくださる日本人の方々に心から感謝したい。私や同僚、さらには大江南北（中国全土）の中国人が皆さんの一挙一動に感動させられた。

　現在も、中国人民は新型肺炎と勇敢に戦っている。市民の生命と健康を守ることは、党と政府の最優先課題だ。最近、検査手段、治療プランが徐々に改善され、新築・改築医療施設が迅速に供用され始め、湖北省を支援する医療従事者が増え、1対1の援助制度が着実に進み、さらに関連制度も続々と制定・実施されるのに伴い、中国は感染対策面でプラスの進展を収めている。日本を含む国際社会は、われわれに多大な支援

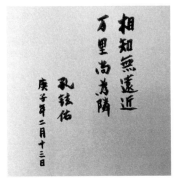

孔鉉佑駐日大使による「相知無遠近、万里尚為隣」のサイン

と協力をしてくれた。日本は自身が感染対策の重圧を受けながら、政府当局をはじめ社会各界が中国に救いの手を差し伸べ、相互に助け合い、見守るという隣国の心意気を示した。孔大使はさらに、小美さんに次のように述べた。あなたと数人の若者が寒空の下、武漢のために募金をしている姿を見て、社会的責任感を強く感じると同時に、中日友好の代々の継承を目の当たりにした。われわれが手を携えれば、必ずこの感染の阻止戦に勝つことができる。その時には、中国を訪れ、湖北、武漢、黄鶴楼、東湖に行き、武漢名物の熱乾麺を食べてほしい。

　孔大使の話を聞いた尾崎委員長は次のように述べた。今年の「満月祭」を予定通り開催するかどうか議論もあったが、最終的に、中国が最も支援と協力を必要としている時に、良き友人として当然の行動をすべきだと一致した。そこで、会場内に「武漢感染対策支援」のブースを特に設けた。小美さんは仲間たちと武漢のために募金を集めることを申し出た。2日間にわたり、寒さをものともせず、温かい募金を呼びかけた。これこそ中日友好のあるべき姿にほかならない。

　小美さんは次のように述べた。子供の頃、母と一緒に大連で2カ月暮らしたことがある。中国はとても美しく、中国の友達もとても親しみやすいという印象を持った。

新型肺炎が発生し、心配でたまらなくなり、皆さんのために何かしたいと心から思った。「満月祭」には募金活動があると聞き、早速応募した。中国の皆さんはきっと困難を乗り越え、感染に早く打ち勝つことができると信じている。武漢の桜はとても美しく、感染がおさまったら、ぜひ見に行きたい。

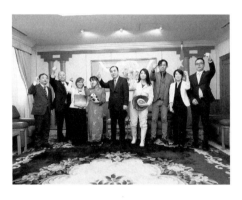

　その後、一行は友情がこめられた50万円余りの義援金を孔大使に手渡した。孔大使は「相知無遠近、万裏尚為隣（互いを知るには遠近の別はなく、万里を隔てても隣人となり得る）」とサインした『中国世界遺産映像誌』を小美さんに手渡した。
　最後に全員が自然と横一列になり、大きな声で「武漢、がんばれ！」と叫んだ。

（中国駐日本国大使館）

脈々と続く日中交流
の思いを込めて

1月31日の夜、ウィーチャット（WeChat）に次から次へと同じようなメッセージが届いた。「日本人の中国語力はすごいですね」「庄子さんが試験監督を勤めている日本HSK事務局が有名になったよ！」……。すぐに思い当たった。もしかして、あの湖北省に寄贈した支援物資の箱に書かれた「山川異域 風月同天」という漢詩のことか⁉

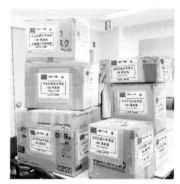

「山川異域 風月同天」が書かれている支援物資

　前の日、日本青少年育成協会のHSK事務所で、その八文字を添えた中国への支援物質を梱包していることは知っていたが、まさかこんなに反響が起きているとは思ってもいなかった。急いでネットを確認した。やはり箱に記されたメッセージのことだ。中国版ツイッター・ウェイボー（微博）上で、中国のネットユー

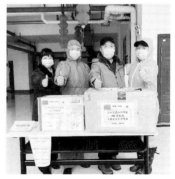

武漢大学に届いた支援物資

ザーから、日本の支援物資と応援メッセージに感謝する声が寄せられているのを見て、胸が熱くなった。

「山川異域 風月同天」。この言葉は、1300年ほど前に日本の天武天皇の孫の長屋王が唐の高僧鑑真に贈った千着の袈裟に刺しゅうされていた漢詩の一句である。訳すと、「山や川、国土は異なろうとも風も月も同じ天の下でつながっている」という意味である。鑑真はこの言葉に心を動かされ、日本に渡り仏法を広めることを決意し、のちに奈良に唐招提寺を開いたと言われている。

日本HSK事務局とは、中国語検定「漢語水平考試（HSK）」の試験を日本で主催する一般社団法人日本青少年育成協会の一事業－HSK日本実施委員会のことである。日本青少年育成協会は中国との国際交流を盛んに行っている。HSK試験の運営以外にも、国際交流やキャリア教育など青少年指導者の養成・研修と青少年の育成に係わる事業を行っている。同協会専務理事の本田恵三事務局長をはじめ、協会のスタッフはいつも情熱的に日中交流に尽力している。今回の支援物資に「山川異域 風月同天」を添えるよう考案したのは林隆樹理事・国際交流委員会委員長だ。中国の歴史や文化などに非常に博識な彼は、「詩に込められた脈々と続く日本と中国の交流の思いを伝えた」と自然な気持ちで提案したそうだ。

私がHSKの試験監督を長
く続けているのも、このよ
うな国際交流やボランティ
ア活動を地道に行っている
方々がたくさんいるからで
ある。実は、この言葉は使
われたのは今回が初めてで
はない。2019年10月の中
国留学・転職フェアにも掲
げられていた。

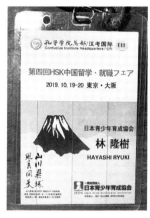

中国留学・転職フェアのスタッフ
名札にも「山川異域 風月同天」が
記されていた

　1月下旬以来、中国国内
では新型コロナウイルスの感染拡大により、医薬品やマ
スクなどの医療物資が十分に確保できていない状態が続
いた。日本政府や地方自治体、民間企業などがマスクや
防護服などを送るなど、支援の輪が広がると、中国外務
省からも称賛された。HSK日本実施委員会もいち早く
動き出した。日本各地から理事たちやスタッフが買った
マスクを東京に集め、中国の武漢にある大学などへ寄贈
した。今回のメッセージも、「支援物資を送る際に、自
然に書き入れてしまいました」と林隆樹理事は語る。

　一方、2月に入ると、日本でも新型コロナウイルス感
染症への拡大や花粉症シーズンの到来を背景にマスクの

品薄が続き、入手が困難な状況になった。中国は日本の新型コロナウイルス核酸検出試薬が不十分であることを知り、すぐに検出キットを国立感染症研究所に寄付した。また、マスクが品薄になっていることには、中国人からも「日本の人たちには申し訳ない」「もういいから、マスクを日本人に残してください」といった声があがり、同協会の林隆樹理事の机には中国からのマスクが届いた。

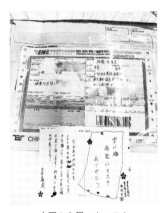

中国から届いたマスク

　日本が支援物資に添えた漢詩は、中国社会に感動と感激を与えた。また、新型コロナウイルスの日本への蔓延を食い止めるため、中国からは迅速に検査キットが送られてきた。日本人は地震など多くの自然災害を経験してきた。今回の件も、国境を越えた日中両国の市民同士の助け合いがあれば、感染拡大の危機は乗り越えられるだろう。その日が一日でも早く来ることを望んでいる。

（高橋庄子）

（写真はすべて日本HSK事務局より提供）

武漢は鉄鋼で
つながる古い友人

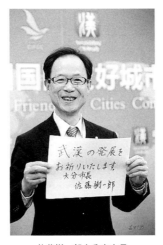

佐藤樹一郎大分市市長

武漢と言うと、多くの日本人は中学の国語教科書にあった詩仙、李白の「黄鶴楼にて孟浩然の広陵に之くを送る」の詩を思い浮かべる。詩の中の武漢は水陸交通の要衝で、大きな川と広々とした空、そして美しい建造物群を有している。しかし日本の九州地区の大分県大分市の市民にとっては、武漢は特別な場所なのだ。

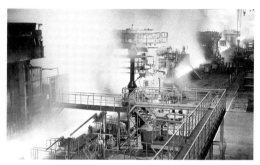

新中国初の巨大鉄鋼コンビナート、武漢鋼鉄集団公司（武鋼）

鉄鋼が縁で結ばれた「鉄の兄弟」

　1972年、中日の国交正常化が実現した。この年、武漢は大分から日本の友人一行を迎えた。日本の新日鉄大分製鉄所の50人余りの技術者で、さらに彼らと共に数百トンの機械設備が到着した。中日間の空の交通がまだ発達していなかったあの時代に、一行は大分から上海を経由し、長江をさかのぼり、江城（武漢の別称）に到着

した。一行の目的は新中国初の巨大鉄鋼コンビナート、武漢鋼鉄集団公司（武鋼）の製鋼技術向上を支援することであった。その後の数年の間に、武漢と大分の「義侠心に富んだ鉄の兄弟」は心を一つに協力し、限られた物質的条件の中で、幾多の困難を乗り越え、ついに武鋼ファミリーの鉄鋼年産量が「生産、販売共に400万トン」の水準に達し、この時から中国の鋼材の輸入依存という局面が変わった。

　1979年、改革・開放の力強いリズムを刻みながら、勢いよく発展する武漢は海外の都市と最初の友好都市関係を締結した。このとき、風光明媚で、人口が600万近くの「東洋のシカゴ」は「鉄鋼で縁のある」大分を最初の友好都市締結の対象に選んだ。

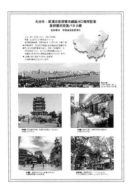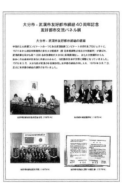

2019年に開催された「大分市 - 武漢市友好都市締結40周年記念 友好都市交流パネル展」（大分市役所サイトより）

この時から、「鉄鋼の友情」は40年余りにわたり途切れることなく続いた。双方の交流はさらに工業の範疇を大きく超えて、都市ガバナンスフォーラム、経済・貿易協力、文化芸術の展示・公演、青少年相互訪問など各分野の往来が頻繁に行われてきた。

　こうした経緯のおかげで、人びとの心に友情の種が広くまかれた。大分市の佐藤樹一郎市長の話では、市はいくつかの都市と友好都市関係にあるが、48万の大分市民が最も熟知しているのは武漢だという。武漢遊学から戻った日本のある中学生は、中国の学友から別れ際に「私たちは少し遠く離れるが、何が起きても、あなたと私は永遠に良き友だ」と言われ、この感動は永遠に忘れない、と日記に記している。

　2020年となり、武漢と大分の友情はすでに手を携えて「不惑」の年を越えた。しかしながら、今年の初め、武漢では突然、新型コロナウイルス肺炎感染が広まる事態となり、大分市民は心配した。テレビの報道をみて大分市民は「武漢だ、私達の『老鉄（鉄鋼でつながりのある古い友人）』の武漢が病気で大変だ」「私の友人は大丈夫だろうか」「心配で仕方ない」と話していた。日本の南国に位置する大分の気候はもう暖かいが、多くの人の心には不安がよぎった。「マスクが足りないらしい」「気道

196

感染症にはマスク着用がとても重要だ」「少し送ろう」
という声が出ていた。

「老鉄」の感染状況が明らかに、大分市は率先して行動
　大分市役所はいち早く武漢の感染状況に留意していた。
重大な瀬戸際において、佐藤市長は、大分にとって武漢
の感染阻止への支援は辞退できないものであり、われわ
れのこの支援が武漢の一日も早い感染封じ込めの手助け
となり、武漢市民ができるだけ早く普段の生活に戻れる
よう希望していると述べた。

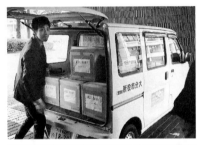

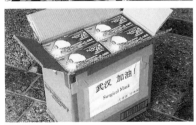

マスクを車に積み込む大分市役所職員

1月27日午後、大分市は防災倉庫にある3万枚の緊急備蓄用マスクを急きょ武漢に送った。続いて大分市はさらに600着の防護服と400個のゴーグルを寄付し、政府のチャーター機で武漢に運んだ。地震などの自然災害が頻発する日本のような国において、緊急備蓄品を放出することは大分市民の武漢に対する「鉄鋼のような」友誼（よしみ）を十分に示している。大分市役所職員は、大分と武漢は40年余りにわたって友好都市関係にあり、こうした緊急事態に際し、われわれはできる限りお役に立ちたいと話した。

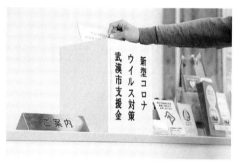

大分市役所の募金箱（大分市役所サイトより）

　2月3日、大分市役所は再びその公式サイトに武漢市への募金を呼びかける公告を掲載するとともに、市役所および市が管轄する20余りの公共施設に募金箱を設置

した。市役所を訪れる人々の目に真っ先に入るのは募金箱であった。

　感染はまだ続くが、思いやりも伝わる。

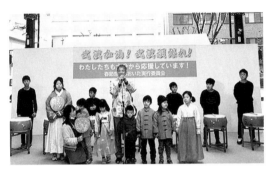

大分春節祭であいさつする大分華僑華人会の黄梅雄会長

　竹町ドーム広場は大分市の有名な商店街で、数年前に「大分春節祭」の永久会場となった。大分華僑華人会の黄梅雄会長が一人で発起し、開催の準備をしてきたこの中日友好の祝賀イベントは毎年、春節の時期にここで盛大に開かれ、すでに大分市民が春節期間に必ず訪れる「お決まりのイベント」となった。

　今年の準備委員会で、皆がそれぞれ考えを述べ、「武漢にはわれわれの同胞がいる」とし、「われわれは何をすべきなのか」について黄会長と話し合った。黄会長はしばし沈黙した後、「春節祭は大分にいる中国人と日本

の友人が一堂に会し、友好を語り合うものだ。武漢の同胞たちは感染との戦いを進めており、われわれは全力を尽くして彼らを支援すべきだ。今回の春節祭は武漢と中国にエールを送り、感染阻止のための寄付を募る慈善イベントに変えた方がよい」と提案した。皆は拍手喝采し、中国から来た女子留学生は感動の涙を流した。

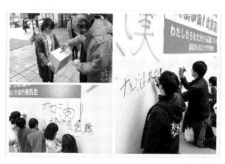

大分春節祭でサインボードに「加油（がんばれ）」の
メッセージを書いている人々

2月2日、春節祭の会場は大分の各地から駆けつけた友好人士と日本の民衆ですぐにいっぱいになった。会場の真ん中の目立つ場所に置かれたサインボードは「武漢がんばれ、中国がんばれ」の言葉で埋め尽くされていた。募金箱の前には長い列ができた。舞台では、中日両国の若い学生がはつらつと歌い踊り、懸命にステージを盛り上げ、遠くにある武漢を励ました。会場の傍らでは大分

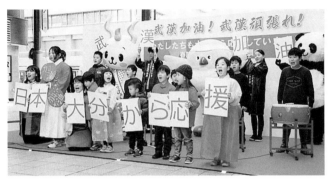
大分春節祭にて、「武漢加油」「日本 大分から応援」のメッセージが掲げられた

各地の農家が持ってきた新鮮な野菜や果物が販売され、その売り上げの一部が武漢に寄付された。こうした光景を目にした日本の友人は「武漢はきっと良くなる、武漢市民の強じんさできっと立ち上がることができる」と話していた。

　友好を受け継ぎ広め、困難な時局を共に乗り越える。

　大分と武漢の40年間の友情は手を携えて共に発展し、困難や挑戦に共に立ち向かうことにより、時が経つほどに新しいものになっている。ある人は、今回の感染は鏡のようであり、真実を照らし出し、本当の愛を映し出していると話した。大分と武漢の間のような誠実かつ友好的で人々を感動させる物語が中日両国の間で繰り広げられている。

感染は必ず退散する。かすみ煙る暮春の光輝く景色は江城に必ずまた訪れる。詩仙が詠んだ「孤帆の遠影、碧空につき惟だ見る長江の天際に流るるを」という句の言葉を借りれば、その時にはまた、われわれは再び黄鶴楼に登り、美しい東湖を愛で、長江の雄大な流れを称賛するだろう。

　武漢は孤独ではない。武漢には鉄鋼同様に無数の良きパートナーがいる。

（中国駐福岡総領事館）

「江南に有る所無し、
聊か一枝の春を贈らん」

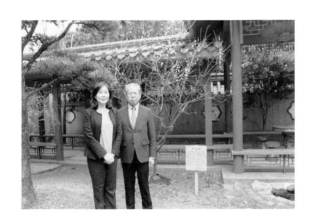

「山川異域、風月同天」。新型肺炎が猛威を振るう厳冬の中、鑑真東渡の時期に遡る一句の偈文が数えきれない中日両国民の心を暖めている。新型コロナウィルスが発生して以来、武漢の友好都市である大分が「雪中送炭」で差し伸べた援助の手から、東京の街頭で武漢への募金を募る日本人女性の深いお辞儀姿まで、中日両国民が手を携えてこの「戦疫」に立ち向かい闘う数々の物語は我々に大きな感動を与えた。駐福岡総領事館の職員たちは最近、毎日このような感動に包まれている。

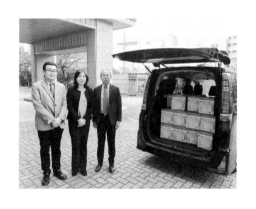

　2月7日、日本荒尾市の田上稔副市長は駐福岡総領事館を訪れ、同市が調達した医療用手袋13000双を康暁雷代理総領事に手渡し、総領事館の作った物流ルートを通じて武漢に届ける。新型肺炎を前にして、人口がわずか

5万の荒尾市は、備蓄物資にあまり余裕がない中、マスクの調達が難しくても、全力で関連医療機関から医療用手袋を調達し、友達への支援の気持ちを表す。このような深い友情は、荒尾市と中国の間に百年続く友好の縁から始まった。

一、百年見守り続けてきた友情の梅

　荒尾市は孫文先生の親友である宮崎滔天の故郷である。荒尾駅から南へ徒歩15分、荒尾市役所近くの市街地に、地元民に馴染みの施設「宮崎兄弟資料館」がある。館内に踏み入れば、一本の白梅がすぐ目に映る。館内は辛亥革命記念展などの友好交流展を常設している。孫文先生はここを二度訪れ、宮崎生家の庭にある白梅の前で記念写真を撮った。

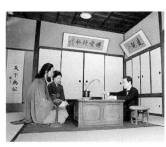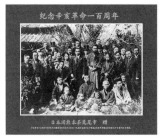

1897年、宮崎滔天は孫文先生と出会い、彼の革命への抱負や崇高な人格に感服し、その革命事業の重要支持者になった。宮崎は家産を惜しまず孫文の革命活動のための資金調達に努めた。孫文も「推心置腹」（誠心誠意人に接すること）という書を揮毫して宮崎に送った。宮崎生家の白梅は、二人の友情を見守り、今でも毎年冬に花を咲かせており、「中山梅」と呼ばれている。

二、一樹花開両地芳

　第二次世界大戦及び冷戦は世界に深刻な災難をもたらし、中日関係も長い寒冬を経験した。1972年、中日国交正常化が実現し、わずか2カ月後、熊本県は率先して県の日中協会を設立し、翌年に中国友好交流訪問団を派遣した。1980年、荒尾市は荒尾市日中友好促進会議を設立し、後に荒尾市議会も日中友好議員連盟を立ち上げ、日中友好の伝統を発揚し、日中民間友好交流を促進するために取り組んできた。

　中国は古くから「春に梅を折って遠方に贈る、秋に蓮を摘んで人を偲ぶ」という習慣があり、梅を贈ることは君子の交わりと深い友情の象徴である。2012年2月、中日国交正常化40周年に際し、荒尾市は中国駐日大使館に宮崎家の白梅の苗木を贈呈し、程永華大使、荒尾市市

長、熊本県日中協会会長及び宮崎家の子孫はともにこの苗木を大使館の庭に植樹した。中日両国の友情もこの白梅のように、百年を経ても寒さを乗り越えて咲き続き、永遠に生気と活力を放って行くよう祈った。同年の初春に、荒尾市は再び中国駐福岡総領事館に宮崎家の白梅の苗木を贈呈し、李天然総領事と荒尾市の友人たちはともに苗木を総領事館の庭に植樹し、それは中国式の庭園にうまく調和が合っていた。宮崎家の白梅は百年の歳月を経て、新しい生命力を与えられた。

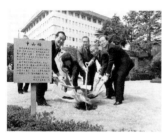 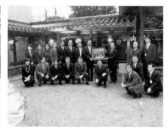

　梅を折って友人に贈ることの意味は、寒い冬を忘れないということだけではなく、春への希望をも表している。百年前の友情から始まり、幾度も風雨曲折を経験して中日国交正常化まで辿り着き、また今日の中日関係の新時代に至って、荒尾市と中国人民の百年の友情は一度も色褪せることがなかった。荒尾の白梅は百年の歳月を経て

も依然として強靭で、そしてさらに枝葉を広げて、この友情をより広く伝えていく。

三、風月同天、末永い友情

　科学技術の進歩及びエネルギー革命により、荒尾市経済発展の重要な柱だった三井三池炭鉱が1997年に閉山し、荒尾市は経済のモデルチェンジの模索期に入り、高齢化が進み、人口が減少している。それでも、荒尾市はこの百年で積み重ねてきた友情を非常に重視し、中日世世代代友好の理念を貫き、宮崎兄弟資料館をプラットフォームとして、辛亥革命100周年記念行事を含む様々なイベントを開催し、中日友好の伝承に取り組んできた。

　荒尾市民が百年守り続けてきた梅が咲き誇る時期を迎え、荒尾市の武漢への支援はまさに「江南無所有、聊贈一枝春」（江南に有る所無し、聊か一枝の春を贈らん）であり、懸命に感染症と戦っている人々に温暖と友愛を届け、黙々とこの寒い冬に温もりを与えている。「冬は既に半分が過ぎ、春もそう遠くはない」と人々に伝えているようだ。

　総領事館の庭園を見ると、中山梅は寒さを凌ぎながら綺麗な花を咲かせている。

（中国駐福岡総領事館）

在日本福建省平潭同郷会の行動

新型コロナウイルスによる肺炎の流行が発生してから、多くの海外の華僑から心配されています。在日華僑の方々は様々な手段を通して、積極的に募金や物資を寄付し、愛郷心を持って、母国の新型コロナウイルス撃退することを支援しています。

　　日本華僑華人連合会だけではなく、多くの地方社団も積極的に故郷のために募金し、物資を寄付しました。

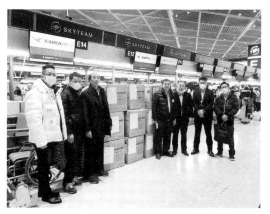

在日本福建省平潭同郷会の皆様が救援物資を送っているところ

　在日本福建省平潭同郷会はその中のひとつです。故郷の対ウィルス物資の供給不足の状況を知り、500万円以

上に相当する物資を二回に分けて、福建平潭総合実験区に送りました。同郷会の会長陳小平、執行会長の翁武佑は積極的な働きかけの下、福建財茂集団の代表取締役周訓財、林述勤などの同郷会のみんなが心を合わせ、金銭と知恵を出し合って、上記支援物資を寄付しました。

　在日本福建省平潭同郷会は2012年9月に成立、日本各地に滞在している平潭の人々とその家族から成り立っており、日本で住む平潭人の温かい家でもあり、また日本と平潭を結びつける架け橋でもあります。

　2月以降、新型コロナウイルスによる肺炎は日本や世界の国々にも蔓延してきています。
　平潭の人々はこのような世界的災害を前にして、自分や家族だけでなく、お世話になった日本や日本の人々も絶対に守りたい、という気持ちで一杯です。
　中日の連携によってこのような困難な局面を一緒に乗り越えるべく、今、同郷会のみんなが心を一つにしてがんばっています。

　　　　　　　　　　　　　（在日本福建省平潭同郷会）

新型肺炎でも日中協力

新型コロナウイルス肺炎では日中双方の友情が発揮された。マスクなど医療品が相互寄贈され、情報も相互提供された。

　中国・日本はじめ世界での新型肺炎が早期収束することを願っている。

　筆者は38年間、中国新疆ウイグル自治区で各種国際協力を実践してきた。これまでに訪問した回数は150回以上にものぼり、筆者にとって新疆は今や第二の故郷である。

　新型肺炎が猛威をふるう中、新疆の代表的なニュースサイト「天山網」に「1月29日現在、新疆で14人発症」との記事があった。翌30日、筆者は急遽中国国内でこの手あの手でマスク1万枚を調達し、新疆に寄贈した。

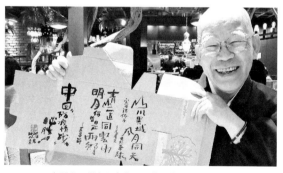

中国人の親友と食事した際に贈った走り書き

掲載している写真は中国人の親友と食事した際に贈った走り書きである。

　「山川異域 風月同天…」は「別の所に暮らしていても、自然はつながっている。この袈裟を仏弟子に喜捨し、共に来世で縁を結ぼう」といった意味で、日本の長屋王が中国の僧侶に贈った袈裟に刺繍されていたとか。『全唐詩』に収録され、鑑真和尚を感動させたと伝わっている。

　「青山一道同雲雨…」は「互いに別の地にあっても同じ雲や雨の下にあり、同じ月を眺めている」といった意味で、中国唐代の王昌齢の詩の一節。

　「中国"防疫病情戦"必勝！」は「中国の新型肺炎打倒作戦は必ず勝つ！」といった筆者の気持ちである。

　これらは新疆政府外事弁公室へのマスク寄贈連絡FAXにも書いた。それに対して新疆政府外弁の「心から感謝」。

　FAXの末尾には「同舟渡海 中流遇風 救患若一 所憂同也 必勝！」。これは「同じ船で海を渡り、途中で暴風に遭えば、誰もが同じことを心配し、皆が一致協力する」といった意味あいで、新疆側が日本での発症を心配しての返句である。

国際協力は助け合い。中国・日本はじめ世界での新型肺炎が早期収束することを願っている。筆者は今後も第二の故郷である新疆の人たちと共に、世界的文化遺産保護研究や人材育成などで国際協力を実践してゆく決意である。

　「勝浦ホテル三日月」は、新型コロナウイルス感染拡大を受けて武漢から政府派遣第一便で帰国した日本人191人を助け合い精神で16日間受け入れ、館内消毒を済ませた後、3月1日に営業を再開した。
　本稿はその3月1日に「勝浦ホテル三日月」514号室にて記したものである。

（小島康誉）

中国武漢における
イオングループの対応

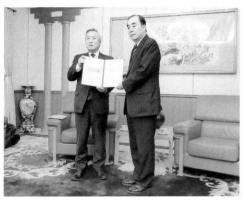

孔鉉佑駐日中国大使（写真右）と横尾博イオン取締役会議
長（写真左）

武漢市では「新型コロナウイルス感染症」の感染拡大の影響を受け、春節休暇期間の終了後も学校や役所等の休暇が続いております。経済活動は通常の賑わいを取り戻していない状況の中、外出を制限されている地域も多く、市民の皆さまは不便な生活を余儀なくされています。

　イオンは、地域のお客さまの生活必需品である食品や生活用品の安定供給を継続するよう行政から要請されていることから、お客さまのご理解と従業員の協力のもと、健康と安全に配慮したうえで、武漢市内にある総合スーパー「イオン」の5店舗の営業を継続しています。お客さまの日常の生活を支えるため、必要な商品についてお客さまの声と従業員の声を毎日集約し、商品の手配・サービスに反映させています。

　その一例として、お野菜や日用品などのセットを作成し、ご注文によりご自宅まで配達する取り組みを始めました。お客さまからは、外出することなく商品を買い求めることができると、ご好評をいただいております。

　食品については、市内のお取引先さまから商品調達することで、生鮮・加工食品などを品揃えし、通常価格にて販売しています。衛生関連商品は、一部の商品に不足はあるものの、お客さまの生活に必要な商品を提供し続けています。

218

武漢市内の総合スーパー「イオン」店内の様子

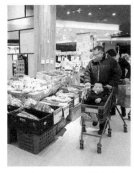

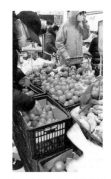

1月29日 イオン西条店　　　1月30日 イオン金銀譚店

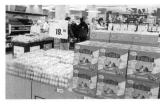

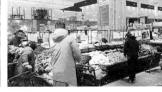

1月30日 イオン経開店

お野菜、日用品のセット作成、宅配の様子

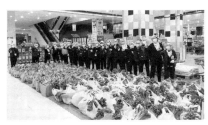

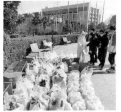

交通事情および企業の稼働状況は十分ではないものの、お取引先さまのご協力と、グループ機能会社との連携により、円滑な商品調達を実現しています。

そのほか、イオンは、中華人民共和国駐日本国大使館にて、公益財団法人イオンワンパーセントクラブを通じて、武漢市人民政府へ100万元（約1600万円）支援金を寄付しました。また、それぞれの機関の要請に基づき、以下の通り支援物資を提供しました。

イオンは、今後も現地の状況を注視し、行政当局とも連携の上、地域のお客さまのくらしを支えられるよう努力してまいります。

1. 支援金の寄付について

【贈呈式の概要】

日　　時：2020年2月10日(月)15：00

場　　所：中華人民共和国駐日本国大使館

贈呈先：湖北省武漢市人民政府

支援金：100万中国人民元（日本円1600万円相当）

出席者：孔鉉佑（中華人民共和国駐日本国特命全権大使）

　　　　横尾博（イオン株式会社取締役会議長、

　　　　公益財団法人イオンワンパーセントクラブ理事長）

2. 物資の支援について

　それぞれの機関の要請に基づき、以下の対応を実施しています。

武漢市の医療従事者に提供（2020年1月28日実施）

支援物資要請元	支援物資	数量	提供元
武漢市慈善会 衛生健康委員会	オレンジ	1,000ケース	イオン湖北
	バナナ	200ケース	

武漢市在留邦人に提供（2020年1月29日実施）

支援物資要請元	支援物資	数量	提供元
日本国外務省	マスク	24,000枚	イオン株式会社
	体温計	100個	
	アルコール 除菌ジェル	100個	

武漢市の病院3か所に提供（2020年2月3日実施）

支援物資要請元	支援物資	数量	提供元
武漢市内病院	清涼飲料水	2,400本	イオンモール湖北
	ドリンク剤	2,000本	
	マットレス	100個	

※病院名：武漢市第四病院、武漢市第五病院、武漢市中心病院

（イオン株式会社 コーポレートコミュニケーション部）

広州人民から
日本国民の皆様へ

拝啓

　日本人の皆様！桜の蕾も膨らむ頃となりました。いかがお過ごしでしょうか。ここ数日間、われわれは日本国内の新型コロナウイルスによる肺炎の状況に非常に関心を持って注目しています。他人事ではなく、まるで自分の身に起きたことと同様に感じています。感染を前にして、われわれは互いに見守り、助け合うパートナーです。
　志を同じくする者はたとえ山海を隔てていても、それを遠いと思いません。広州は日本から3000キロメートル離れ、飛行機で4時間ぐらいかかります。日本の福岡、登別、大分などと友好関係を結んでおります。広州には、トヨタ、ホンダ、日産など数多くの日系企業があり、博多ラーメンのような人気がある日本料理もたくさんあります。新型コロナウイルスによる肺炎感染との戦いに対して、皆様の温かいご関心、ご支持、ご支援をくれたことを、広州市民は胸に深く刻んでおり、心から感謝の意を表します。
　山や川、国土は異なろうとも、風も月も同じ天の下でつながっています。われわれは日本各界が中国に送ってくれた強いエールを忘れません。一つ一つのお言葉が、中国人民の心に温もりを送り込んでいます。われわれは日本各界が調達してくれたマスク、防衛服、ゴーグルならびに義援金を忘れません。一つ一つのご支援が、中国人民を感激させています。われわれは日本の各部門から

224

寄せられた援助を忘れません。一つ一つのご援助が、中国人民の心を動かしています。それらはこの春でもっとも麗しい光景を見せてくれました。

　現在、日本国内でも感染が拡散するリスクがあり、われわれはそういった状況を身にしみて感じております。「我に投ずるに木桃を以てす、之に報ゆるに瓊瑤を以てす」が述べたように、先日、中国政府が新型コロナウイルス検査キットを日本側に無償提供しました。日本在住の中国人が道でマスクを配っています。われわれは力の及ぶ援助を行い、日本の皆さんとともにこの困難を乗り越えたいと思います。

　感染は一時的なもので、友情は末永く続くものです。われわれは広州在住者の皆さんが安全で安心して暮らせる日常生活を確保するために、積極的に対応を取り組んでいます。今度の難関を乗り越えることを固く信じております。

　春がすでに広州に訪れました。木蓮やバウヒニアが相次いで咲いています。草も生き生きと伸びています。桜が満開となる日に、お目にかかれるのを楽しみにしております。

敬具

2020年春
広州市人民政府新聞弁公室

桃を投じて李に報ゆ、
永く以て好みを
為さんとする也

古人曰く「遠くの親類より近くの他人」。昔から中国人は近隣関係を重要視してきた。中日両国は地理的に近い一衣帯水の隣国で、二千年余りの友好交流の歴史を持つ。日々の積み重ねにより、今や両国の各分野は切っても切れない関係にあり、人々も互いに心が通じ合っている。中日関係は様々な紆余曲折を経つつも、喧嘩は喧嘩であって、困難があれば互いに助け合う両国の姿勢に変わりはない。

　「我に投ずるに木桃を以てす（私に木桃を贈ってくれた）」。2008年マグニチュード8.0の揺れが四川省を襲った。そして最初に被災地に入った外国援助隊が日本チームだった。団長を務めた小泉崇氏は「少しでも希望がある限り、最後の瞬間まで努力する」と語った。日本の緊急援助隊が犠牲者に対して黙祷する写真は、中国国内で大きな話題となった。「之に報ゆるに瓊瑤を以てす（そのお返しに美しい宝玉を贈る）」2011年、日本が東日本大震災に見舞われた際には、中国国際救援隊はそのたった二日後に岩手県に着き、全力で救助活動を行い、中国政府から民間までもが日本に手を差し伸べた。

　同様に漢字に親しむ両国の人々にとって、「投桃報李（桃を投じて李に報ゆ）」という四字熟語は聞き慣れた言葉だろうが、実は「スモモ」は単なるお返しではなく、

228

「報ゆるに匪ざる也、永以為好也（お返しというだけではなく、永く以て好みを為さんとする也）」なのだ。中日両国が災害に遭うたびに助け合うのは、酬いを求めるからではなく、心から「隣と善をなす、隣と伴をなす」ことを願い、両国の友情が細く長く続き、世世代代へと受け継ぐことを願っているからなのだ。

　青山一道同雲雨　明月何曾是両郷
　（風も雨も乗り越えてきた親友が、遠く離れても同じ
　　空の下で同じ月を眺めている）

　新型コロナの発生はあいにく中国の春節とかぶり、一家団欒のはずであった時期に大勢の湖北省観光客が日本に滞留して帰り道が途絶えた。そこで、中国駐大阪総領事館の職員たちは休暇中でありながらも、迅速にチャーター機の手配に身を投じた。一口にチャーターといえども、かなり複雑で連携行動が必要なのだ。中国の関係部門だけでなく、外務省、入国管理局、税関、関空といった日本各界の協力も必要不可欠だ。チャーター機の手配過程において、彼らは力強く我々を後押ししてくれた欠かせない力である。総領事館は日本各界、航空会社の皆様とともに戦ってきた。
　安全確保のため、他便の乗客と完全な隔離措置を取る

ため、日本側はチャーター機専用の待合室とボーディングブリッジを設けてくれた。出国審査官たちは皆厚い防護服に包まれながら、マスクと手袋を着用し、一人一人のビザ情報を確認してくれた。そのため、搭乗手順はいつもどおりにスムーズに行われた。

　出発直前、乗客は両国の職員たちに向かって、お辞儀をしながら感謝と別れを告げ、多くの人の目に涙が溢れた。最近、中国では「逆行者」という言葉が流行し、「困難から逃げずに向き合う者」という新しい意味が与えられた。新型コロナとの戦いにおいて、日本の方々は最後までずっと笑顔で焦らずに対応してくれ、見えない危険に直面しながらも、共に困難を乗り越えてきた。彼らは正に困難と戦う勇敢な「逆行者」であり、実際の行動によって中国の友人に対する「善隣友好」と「守望相助」を示してくれた。

　明月好同三径夜　緑楊宜作両家春
　（いつか隣人となったら、同じ月を見て同じ緑楊の下で散歩できたらいいな）

　新型コロナの感染拡大が猛烈な勢いを見せる一方、日本の官民各界の方々からの暖かいご支援も総領事館に届いた。

230

兵庫県は防災のために備蓄してあった120万枚のマスクのうち100万8千枚を姉妹都市の広東省、海南省に送った。大阪府は上海市、江蘇省に医療物資を寄付した。各地の日中友好協会をはじめとする友好団体の方々も物資や寄付金を送ってきた。少しでもたくさんの人の力になりたいと思い、皆さんはためらうことなく自宅からマスクや消毒液を持ち出し、物資が詰め込まれた数十箱のダンボールを運んでくれた。

　また、一人で総領事館を訪ねられた方もいる。大阪市在住のお年寄りは寄付金を渡しに来た。「中国人は今残酷なコロナと戦っているとテレビで見て、大変心を痛めています。どうしたらいいかわからなくて。どうか是非受け取ってください！」と。京都駅でコインロッカー管理係をしているおじいさんが業務用のワゴン車に乗って物資を運んできてくれた。これらは何週間もかかってやっと注文できた消毒用品だという。「息子が今東京におって、会社で中国ビジネスに携わっててさ、いつも武漢に通ってた。武漢はまるでふるさとのような存在で、武漢人の親切なところが好きだって」。おじいさんは京都駅で仕事をし、中国語は喋れないが、日々中国人観光客と付き合っているうち、良い印象が定着してきたという。「今や京都はがらがらや。一日も早く収束して、また京都

の街で中国人観光客の楽しい声が聞きたいな」と願った。

　一度もお会いしたことのない日本の友人の方々からも、応援の言葉が書かれたハガキや手紙が送られた。また現金を送ってきたり、ネットで物資を注文して総領事館宛に送ってくれた方もいた。道頓堀商店街では武漢を応援する垂れ幕が掲げられた。

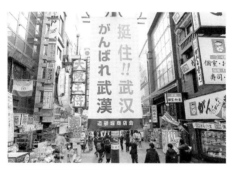

道頓堀商店街に掲げられた武漢を応援する垂れ幕

　「積土成山、風雨興焉（一歩一歩着実に進むことによってのみ、成果が得られる）」。このように、中日友好は一人一人の友情を基礎とするもので、一人一人のエールを水滴とするならば、やがて川となり延々と流れていく。

　これは正に何振良総領事が日本のメディアに載せた文章で語ったとおりだ。「何かあればお互いに助け合うのが中日両国なのだ。様々な試練を経た中日両国であるか

らこそ、国民感情はより確固たるものとなり、中日関係はより温かみのあるもの、より心の通じ合うものとなっている」

長江後浪推前浪　浮事新人換旧人
（長江は後の波が前の波を押し進めるように、新しい
　原動力が絶えず湧いてくる）

　青少年は中日交流の重要な原動力である。両国の若者はウイルスに立ち向かい、勇敢に戦いながら、活力を見せてくれた。

　神戸学院大学の長井孝一は去年西日本大学生訪中団団長を務め、外交部のグリーン・ホールで耿爽副報道局長と交流を交わした。新型コロナの感染拡大が発生してから、彼は当時のユニフォームを着て「大中国」という曲を歌った。北京大学で留学している天地西輪は総領事館に寄付金を持ってきてくれた。しばらくは中国に戻れないが、大阪にいても北京で暮らす友達や先生に貢献したいと。彼は以前に武漢国際マラソンに参加したことがあり、今年度の延期の知らせを受け感慨深く、当時の武漢人のおもてなしを思わずにはいられなかったという。鳥取県国際観光誘客課の若手職員たちは中国語のお見舞いビデオを撮ってエールを送ってきた。人的往来は一時的

に影響を受けるが、美しい風景はいつまでも人の心を惹きつける。一日も早く中国の方に砂丘風景を見てもらいたいという。日本で留学している学生たちもお金や知恵を尽くして祖国を支援した。

　中日友好の基礎は民間にあり、未来は青少年が担っている。青少年は中日友好の未来を切り開く重任を担っている。共に戦った中日両国の青少年たちはこの困難を通じて、より一層相互信頼を深め、中日世代の友好を聖火リレーのように伝えていくのだ。

　応知扶桑東　明朝浴晴日
　（困難は一時的なものであり、太陽は再び昇り上がる
　　のだ）

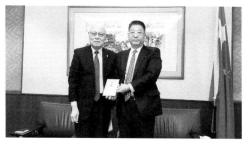

（写真左から）何振良中国駐大阪総領事と日中経済貿易センター浅田隆司理事長

234

習近平を核心とする中国共産党の指導の下、日本を含む国際社会の支援と協力の下、中国の新型コロナウイルス感染の予防・抑制措置は段階的な成功を収め、希望の光が見えてきた。

　しかし、最近日本国内の情勢は厳しくなってきた。中国は傍観せずに困難を乗り越えながらも積極的に隣国にも力を貸した。日本側の状況を知った中国は早速ウイルスの検査キットを提供した。民間でも同じなのだ。アリババグループは、中国一般市民の気持ちが込められた100万枚のマスクを日本に寄付した。香川県では呉妙専さんが香川大学に留学している学生2人と共に街に出て、通りかかる人たちにマスクを無料で配っていた。武漢出身の彼女は今でも家族が武漢で暮らしているという。「日本の人たちがマスクを中国に送ってくれると聞いて、とてもうれしかった。今、日本でもウイルスが大変なことになっているので、恩返しがしたいと思って」と話した。これ以外にもたくさんの華僑華人が自分の暮らす町で日本の友人と助け合っているのだ。

　外交部報道官の華春瑩はツイッターで「救患若一，所憂同也（救いを待つ人がいれば、それを助けたいという思いは両国ともに同じ）」という日本語の投稿を入れた。中国の人々は自らでもまだ戦っているにもかかわらず、

近隣の安危を常に気に掛けている。

渡尽劫波兄弟在　塵埃可払盡可駆

（苦難して渡り尽くしてももとより兄弟であり、共に
　新しい未来が描ける）

やや違った形で迎えた今春。中日両国が手を携えて新
型肺炎と戦ってきた日々は2000年もの交流史に新たな
る友好の1ページとして刻まれる。「新型肺炎をテーマ
とする詩句大会」からも両国民が親しむ漢字文化による
繋がりと共鳴が伺える。君の「木桃」、私の「瓊瑤」は
必ずや中日両国の交流の印となり、中日世代友好のシン
ボルになるだろう。中日関係はより一層高まり、より明
るい未来を迎えることができると確信する。

　いつか収束したら、日本の友人の皆さんを武漢に誘い
たく思う。武漢の名所である黄鶴楼は、寒い中あなたの
訪問をずっと待ちわびていた。また武漢名物の熱乾麺は
冷めてもおいしいが、作りたての熱々のうちにあなたに
食べてほしい。

（中国駐大阪総領事館）

236

中国建設銀行東京支店、
駐日中国大使館を通じて
東京都にマスク寄贈

新型コロナウイルスの感染拡大を受け、中国建設銀行東京支店は中国本店の協力のもと、マスクの需要が急増している東京都に対し、3月10日に駐日中国大使館を介して東京都にマスク5万枚を寄贈した。

　駐日中国大使館の宋耀明経済商務公使、東京都総務局総合防災部の榎園弘部長、東京都政策企画局の丹羽部長、在日中国企業協会の王家馴会長及び中国建設銀行東京支店の解陸一総経理が寄贈式に出席した。

　宋耀明公使は「中日両国は一衣帯水の隣国であり、苦難を共に助け合う運命共同体でもあります。新型コロナウイルスが流行以来、東京都を含む日本政府を始め、様々な団体や国民よりご支援頂き、誠にありがとうございます。最近、日本国内での感染が拡大しているため、今後日本側の需要に応じ、できる限りの支援を提供し、日本の皆様とともにこの難関を乗り越えたい。各関係者共同で対応することにより、一刻も早く流行を抑制することを期待します」と述べた。

　これに対し、榎園弘部長は「大変な時期に貴重なマスクを寄贈して頂き、誠にありがとうございます。マスクの不足が続いている中、今回の寄贈は日中友好の証だと考えます。今では、世界規模の流行となっておりますが、中国で抑制に成果が出ており、その経験を交流を通して、

238

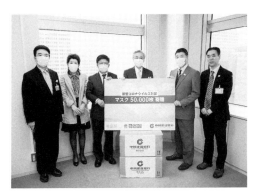

（左から）王家馴在日中国企業協会会長、王玉潔中国建設銀行東京支店副総経理、解陸一中国建設銀行東京支店総経理、宋耀明駐日中国大使館経済商務公使、榎園弘東京都総務局総合防災部防災対策担当部長、白鳥謙治東京都政策企画局外務部事業課長

世界に役立ててほしい」と感謝の意を表した。

　中国建設銀行はグローバルに展開し、社会的責任を果たすことを常に心掛けている。中国建設銀行東京支店は日本で大地震などの災害発生後、積極的に義援金を寄付してきた。昨年台風19号の影響で関東地方が深刻な被害を受けた際、千葉県市原市に赴き、被災後の支援・救助活動を行った。

（中国建設銀行東京支店）

人民日報国際部

人民日報は1948年6月15日に創刊された中国最大の新聞である。現在は新聞をはじめとして雑誌、インターネット、端末、マイクロブログ、スクリーンなど10種類以上のキャリア、300以上のメディアプラットフォームに発展し、9億人以上のユーザーをカバーしたフルメディア形式の新型メディアグループとなった。 そのうち国際部は、国際ニュース報道に特化した部門である。

The Duan Press

緊急出版 手を携えて新型肺炎と闘う

2020年4月7日（世界保健デー） 初版第1刷発行
編著者　　人民日報国際部・日中交流研究所
発行者　　段 景子
発行所　　日本僑報社
　　　　　〒171-0021 東京都豊島区西池袋3-17-15
　　　　　TEL03-5956-2808　FAX03-5956-2809
　　　　　info@duan.jp
　　　　　http://jp.duan.jp
　　　　　中国研究書店 http://duan.jp

同時にノーベル生理学・医学賞受賞を果たした
大村智博士　推薦！

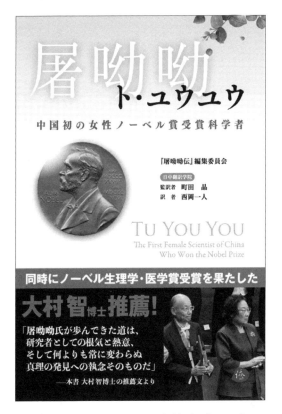

屠呦呦
ト・ユウユウ
中国初の女性ノーベル賞受賞科学者

『屠呦呦伝』編集委員会
日中翻訳学院
監訳者　町田　晶
訳者　西岡一人

TU YOU YOU
The First Female Scientist of China
Who Won the Nobel Prize

同時にノーベル生理学・医学賞受賞を果たした

大村智博士推薦！

「屠呦呦氏が歩んできた道は、
研究者としての根気と熱意、
そして何よりも常に変わらぬ
真理の発見への執念そのものだ」
——本書 大村智博士の推薦文より

画期的なマラリア新薬を生み出し、
人類をその死に至る病から救った
献身的な女性研究者の物語。

1800円＋税　ISBN 978-4-86185-218-3

日本人70名が見た 感じた 驚いた
新中国70年の変化と発展

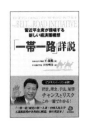

著者		
笹川　陽平	日本財団会長	
島田　晴雄	首都大学東京理事長	
近藤　昭一	衆議院議員・日中友好議員連盟幹事長	
西田　実仁	参議院議員・公明党参議院幹事長	
伊佐　進一	衆議院議員・元財務大臣政務官	
小島　康誉	（公社）日本中国友好協会参与	
池谷田鶴子	医師・（公財）日中医学協会理事　など70人	

定価 4900 円＋税　ISBN 978-4-86185-283-1

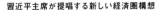

習近平主席が提唱する新しい経済圏構想
「一帯一路」詳説

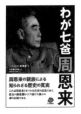

ビジネスパーソン必読！　習近平国家主席が提唱
する新しい経済圏構想「一帯一路」について、そ
の趣旨から、もたらされるチャンスとリスク、さ
らには実現に向けた方法まで多角的に解説。

定価 3600 円＋税　ISBN 978-4-86185-231-2

わが七爸　周恩来
（おじ）

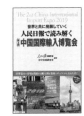

周恩来の親族による知られざる歴史の真実
これは周恩来にまつわる真実の記憶であり、歴史
の動乱期をくぐり抜けた彼らの魂の記録である。

定価 3600 円＋税　ISBN 978-4-86185-268-8

世界と共に発展していく
人民日報で読み解く 第2回 中国国際輸入博覧会

昨年を上回る規模で中国の巨大市場を開放し各国
にチャンスをもたらす第2回輸入博の最新情報を
人民日報からいち早く日本に紹介！

定価 1600 円＋税　ISBN 978-4-86185-293-0

二階俊博 全身政治家

当選12回を数える現役衆議院議員、二階俊博。彼はなぜ、年と共に「進化」と「深化」を続けられるのか。その「全身政治家」の本質と人となりに鋭く迫る最新版本格評伝。

石川 好 著　　定価2200円＋税　ISBN978-4-86185-251-0

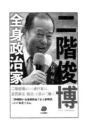

....

忘れられない中国滞在エピソード コンクール受賞作品集

第2回受賞作品集 **中国で叶えた幸せ**
衆議院議員**鈴木憲和**・早稲田大学院生**乗上美沙**など77人 共著
定価2500円＋税　ISBN978-4-86185-286-2

第1回受賞作品集 **心と心つないだ餃子**
定価2200円＋税　ISBN978-4-86185-265-7

日中対訳 **忘れられない中国留学エピソード**
定価2600円＋税　ISBN978-4-86185-243-5

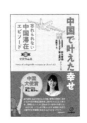

....

「ことづくりの国」日本へ
そのための「喜怒哀楽」世界地図

ものづくりの国からことづくりの国へ。鉄道旅行で知られる俳優・関口知宏氏が世界中を旅して得られた驚くべき世界観が凝縮！
イラスト・毛筆文字 全て関口氏オリジナル

関口知宏 著　　定価1800円＋税　ISBN978-4-86185-266-4

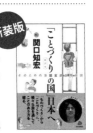

新装版

....

新疆世界文化遺産図鑑

永久保存版

世界遺産となったシルクロードから、新疆の6遺跡を高精度フルカラーの迫力ある大型写真で収録。東西の歴史が出会う交易路、シルクロードの光彩を巡る。

小島康誉 ほか主編　定価1800円＋税　ISBN978-4-86185-209-1

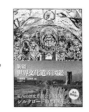